うまみ食材でだしいらず。
ほぼ10分でできる！

管理栄養士
金丸絵里加

体がととのうスープ

Gakken

はじめに

季節が巡り、ひんやりとした風が通り過ぎるころ、
恋しくなるのが温かいスープ。

この本では、
ほぼ10分でできるから、毎日気軽に作れる！
おいしいから毎日飲みたくなる！
毎日飲むから、健康で元気できれいになれる！
そんな、いいことずくめの「体ととのえスープ」を
バリエーション豊富にご紹介しています。

「ととのえ」の理由は多々ありますが、
一番は、腸活をサポートするレシピであるということ。
腸活には、腸内の善玉菌、悪玉菌、日和見菌の細菌バランスを
2:1:7の状態にするとよい、と考えられてきましたが、
近年では、常に腸内の細菌バランスを変化させながら、
ビフィズス菌や乳酸菌などの有用菌がきちんと働くよう
多様性に富んだ腸内環境を作るのが理想といわれています。

腸活の道は、腸の中の多様性に富む菌がいい働きをするように
働きかけることが大切！ それには、腸にいい菌を含む、
発酵食品を積極的に食べることが大事です。
発酵食品には、みそ、しょうゆ、酢、納豆、ヨーグルトといった
身近なものから、甘酒、酒かす、塩麹といった、
今、改めて脚光を浴びている食材まで幅広くあります。
また同時に、有用菌のエサとなる、
水溶性の食物繊維を摂取することもポイントです。

この本のレシピは、そんな発酵食品と食物繊維を
おいしく、たっぷり摂取できるものばかりです。

腸が元気になれば、
必要な栄養素を効率よく体に取り込み、
体に不要なものは外に出してくれます。
結果、健康的で美しい体を手に入れられる、というわけなのです。

そして、体と心は表裏一体。
体が元気なら、心も元気に！
体の中がすっきり軽くなれば、心もすっきりします。

きれいになりたい、体の不調を改善したい、
そんなときはもちろんのこと、
嫌なことがあったり、疲れちゃったり、
落ち込むことがあったときも
この本を開いてください。

あなたに寄り添ってくれる、一皿のスープが、きっと見つかります。

体ととのえスープ・

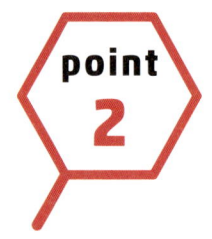

point 1
約10分でできるから、毎日気軽に作れる

スープといっても、本書のレシピでは、
じっくり煮込む必要はありません。
食材をぱぱっと切って、鍋にぽいぽいっと
入れて、あとは数分煮るだけ。
作り慣れてしまえば、
**本書のスープは、ほぼ10分で
完成するものがほとんどです。**
忙しいときも、疲れているときも、
気負うことなく作れます。

point 2
だしとりいらずで、ちゃんとおいしい

レシピに「だしをひく」と書いてあるだけで、「今日作るの
はあきらめよう」と思う方が多いようです。難しいことでは
ないけれど、忙しい毎日、そのひと手間をかける余裕は、
なかなかないですよね。
本書のスープでは、かつお節や干ししいたけ、煮干しか
らだしをひくことをしていません。でも、**旨みの強い
発酵調味料や発酵食品を使ったり、肉や
魚、豆や野菜の旨みが、しっかりスープ
に溶け出るレシピにしているので、ちゃん
とおいしく仕上がります。**

4つのポイント！

point
3

摂取した食材から栄養をしっかり吸収し、体に悪影響を与える老廃物を排出してこそ、体はととのいます。しかし、腸内環境が乱れていたら、その効果は軽減。

本書のスープはすべて、腸内環境をととのえるのに必要な、乳酸菌や麹菌、ビフィズス菌を持つ発酵食材や、食物繊維やオリゴ糖を含む野菜などを上手に組み合わせ、有用菌を増やして育てる、腸活レシピです。

point
4

栄養を無駄にせず、まるっといただくレシピ

体をととのえるには、結局のところ、肉、魚、野菜、きのこ、豆も、日々バランスよく食べること。ありきたりで、ごく普通なことですが、特別なウルトラCはなく、それが一番確実な方法なのです。

ただし、食材の栄養素を無駄なく、効率よく摂取する食べ方はあります。

それこそが「スープ」。たとえばビタミンB群やビタミンCは水溶性なので、ゆでてしまうと、せっかくの栄養素は水に溶けて失われてしまいます。でもスープなら、まるごといただけます。加熱することで栄養素の吸収率がアップする食材を入れたり、油と一緒にとると吸収が高まるビタミンA・D・E・Kを含む食材は、油や脂肪のある食材とできるだけ組み合わせるなどしています。

このように、食材の持つ特徴を生かし、栄養を無駄なくいただけるレシピにすることで、体を中からととのえることができます。

腸活レシピで、腸内から体をととのえる

contents

この本のルール

- 小さじ1は5㎖、大さじ1は15㎖です。
- 電子レンジの加熱時間は600Wのものを基準にしています。
  500Wの場合は加熱時間を約1.2倍にしてください。
  機種により差が出ますので、様子をみながら加熱してください。
- 野菜の洗う、皮をむくなどは、基本的に省略しています。
- 本書のスープのほとんどが10分程度で作れるレシピです
  （粗熱をとる、肉に下味をつける、豆腐の水きり時間などは除く）。

スープの名前

このスープの栄養、味、
作り方のポイントなどについて
紹介しています。

食材の切り方などは、
「材料」の順に
作業をしてから、
「作り方」に
移ってください。

すべてのレシピに
カロリー、塩分、
食物繊維、たんぱく
質の量を
記載しています。
栄養価の数値は
ことわりのない限り
1人分です。
栄養価の算出は
「日本食品標準
成分表（八訂）」
（文部科学省）に
準拠しています。

レシピの分量は
いくつかの例外を除き、
原則として2人分です。

知っておきたい、体がととのって
元気になるポイントも紹介。

かぼちゃ
ビタミンE・C、β-カロテンのトリプル
効果で抗酸化作用をアップ！

かぼちゃとマカロニの豆乳チーズスープ

クリーミーでありながら、さらっとした飲み心地の豆乳ベースのスープです。
甘くほくほくしたかぼちゃもたっぷりで、まろやかな味わい。
栄養価の高いかぼちゃですが、特に多いのが老化防止に効果のあるビタミンE。

材料（2人分）

Ⓐ かぼちゃ ── 150g →種とワタを取り
　　　　　　　　約1cm幅のひと口大に切る
　しめじ ── 1袋（100g）→小房に分ける
　マカロニ（ゆで時間3分のもの）── 30g
　水 ── 200㎖
鶏もも肉 ── 120g →小さめのひと口大に切る
Ⓑ 玉ねぎ ── 1/4 →薄切り
　にんにくのみじん切り ── 1/2片分
塩・こしょう ── 各適量
無調整豆乳 ── 200㎖
ピザ用チーズ ── 30g
パセリのみじん切り ── 少々
油 ── 小さじ1

作り方

1 鶏肉に塩、こしょう各少々をもみ込む。
2 鍋に油をひいて中火で熱し、Ⓑをしんなり
　するまで炒め、1を入れて両面を焼き付け
　る。Ⓐを加えてふたをし、時々混ぜながら
　弱めの中火で6〜7分煮る。
3 材料に火が通ったら、豆乳を加えて塩小さ
　じ1/3、こしょう少々で味を調え、チーズを
　加えてさっと混ぜる。沸騰直前まで温めて器
　に盛り、パセリを散らす。

365kcal｜塩分1.7g｜食物繊維5.8g｜たんぱく質22.7g

体ととのえMemo

しめじ1袋を入れた、腸内をデトックスし
てくれるスープ。豆乳には、イソフラボン
とたんぱく質が豊富に含まれているので、
骨粗鬆症の予防や美肌作りに作用します。
更年期障害の症状が気になる女性には特
におすすめの1品です。

23

Part 1

体がととのう
基本の朝スープと夜スープ

朝食時と夕食時にこれさえ飲めば、
体も心もととのって元気になれる。
そんな最強のスープをご紹介します。
忙しくても、疲れていても作れる「ほぼ10分!」のレシピです。
だしをひかずとも、旨みの強い野菜やトマトジュース、
発酵調味料のみそを使うことで短時間でもおいしく仕上がります。
アレンジレシピも、腸内を活性化させる発酵食品の酢やヨーグルト、
食物繊維豊富な野菜類を加えて腸活をサポート!
朝起きてすぐから寝ている間まで、
腸内をしっかりととのえるスープです。

朝に飲みたいスープ

おいしいスープを飲むことから、1日をスタートできたなら、
きっと素敵な日になるに違いありません。
朝に飲みたい、最高で最強のスープをご紹介します。

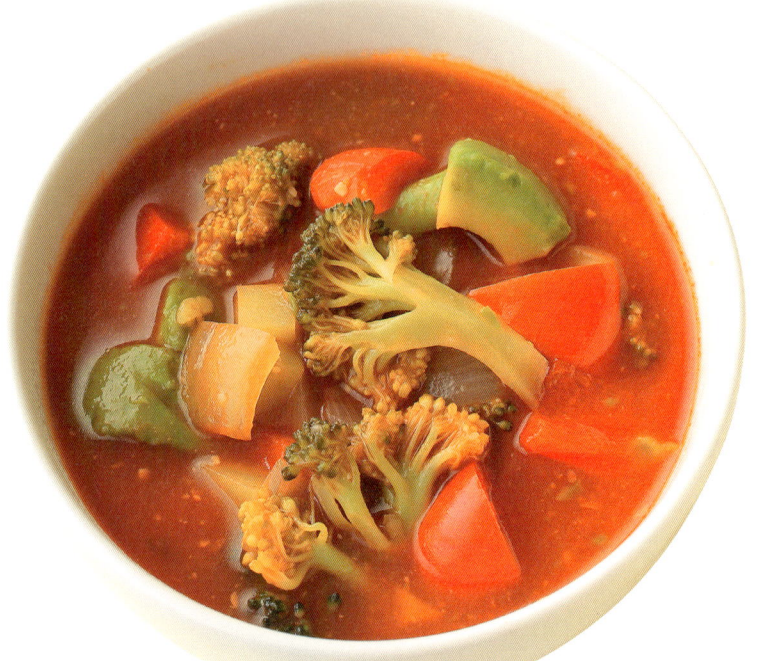

●食物繊維は、朝にこそとりたい！

・1日の活動をスタートする朝に食物繊維を摂取することで、腸内の細菌がより効果的に食物繊維を利用。腸のぜん動運動を促進し、便通を促します。

・夕食時よりも朝食時に食物繊維を継続して食べることで、1日の血糖値を低く抑えることができます。太りにくい体にする「セカンドミール効果」があるという研究結果も。

●トマトのリコピンで体のサビをオフ！

・トマトに含まれるリコピンには、老化を促す原因となる活性酸素を体内から取り除き、紫外線による肌へのダメージを軽減する作用があります。なんと、1日のうちでも朝にとることで、最も効率的に体内に吸収されることが報告されています。

●緑黄色野菜をしっかりとる！

・抗酸化作用を含む緑黄色野菜で、細胞の老化を防止、免疫機能の向上、生活習慣病を予防します。

●朝のみそや卵で1日をハッピーに！

・大豆製品や卵に含まれるトリプトファンは、日中は脳内で「幸せホルモン」といわれるセロトニンに変化します。野菜中心の「基本の朝スープ」に卵をプラスするのもおすすめです（P15）。

夜に飲みたいスープ

消化にやさしく、栄養たっぷり、
体と心の疲れを癒し、眠っている間に体をととのえてくれる。
そんな魔法のようなスープはいかがでしょう。

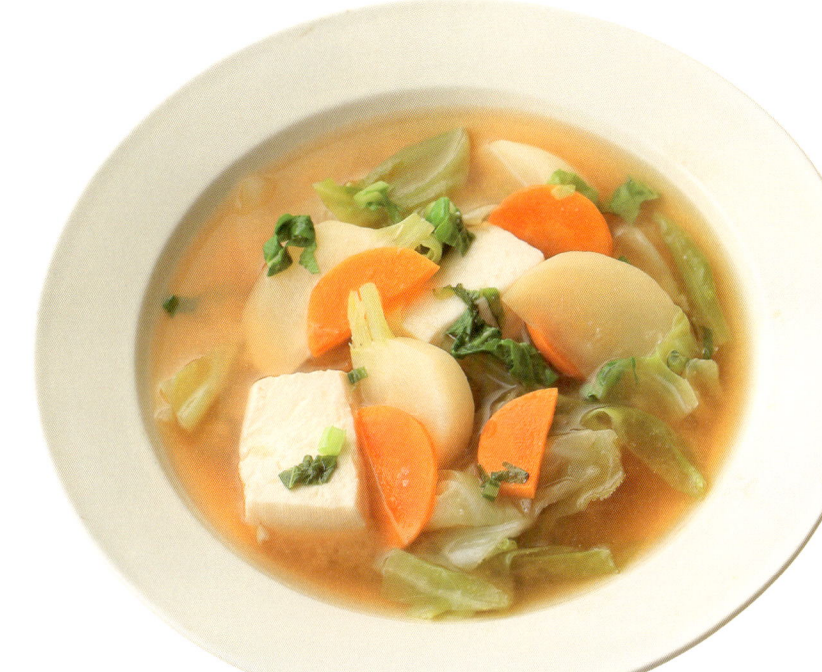

●夜は、消化のよい淡色野菜を多めに！

・夜寝る前に飲むスープには、消化によい淡色野菜を多めに使います。

・野菜は、しっかり加熱することで、繊維が軟らかくなり、消化がよくなります。胃が疲れているときや睡眠前に飲むなら、野菜がくたくたになるまで煮込んでもいいでしょう。

●脂肪分少なめでカロリーを抑える！

・あとは、寝るだけというタイミングで飲む夕食スープには、消化のよいたんぱく源の豆腐や野菜を中心に、カロリー控えめな体にやさしい食材を選びます。

●寝る前のスープにビタミンCを含む野菜をIN！

・就寝後1〜2時間経つと、分泌が活発になる成長ホルモンは、脂肪を分解して体脂肪を減少させ、免疫機能も向上。骨を成長させて密度を保ち、筋肉量をアップ。認知機能にも作用します。成長ホルモンの分泌にはコラーゲンの分泌も密接に関わっており、コラーゲンの分泌には、夜寝る前にビタミンCを摂取する必要があります。

●みそで寝ている間に腸内をととのえる！

・夕食に、オリゴ糖を含む発酵食品のみそをとることで、寝ている間に善玉菌が働き、腸内のバランスをととのえます。その結果、免疫が正常に機能し、病原菌やウイルスなどをブロックする力を発揮。風邪などの予防にも○。

11

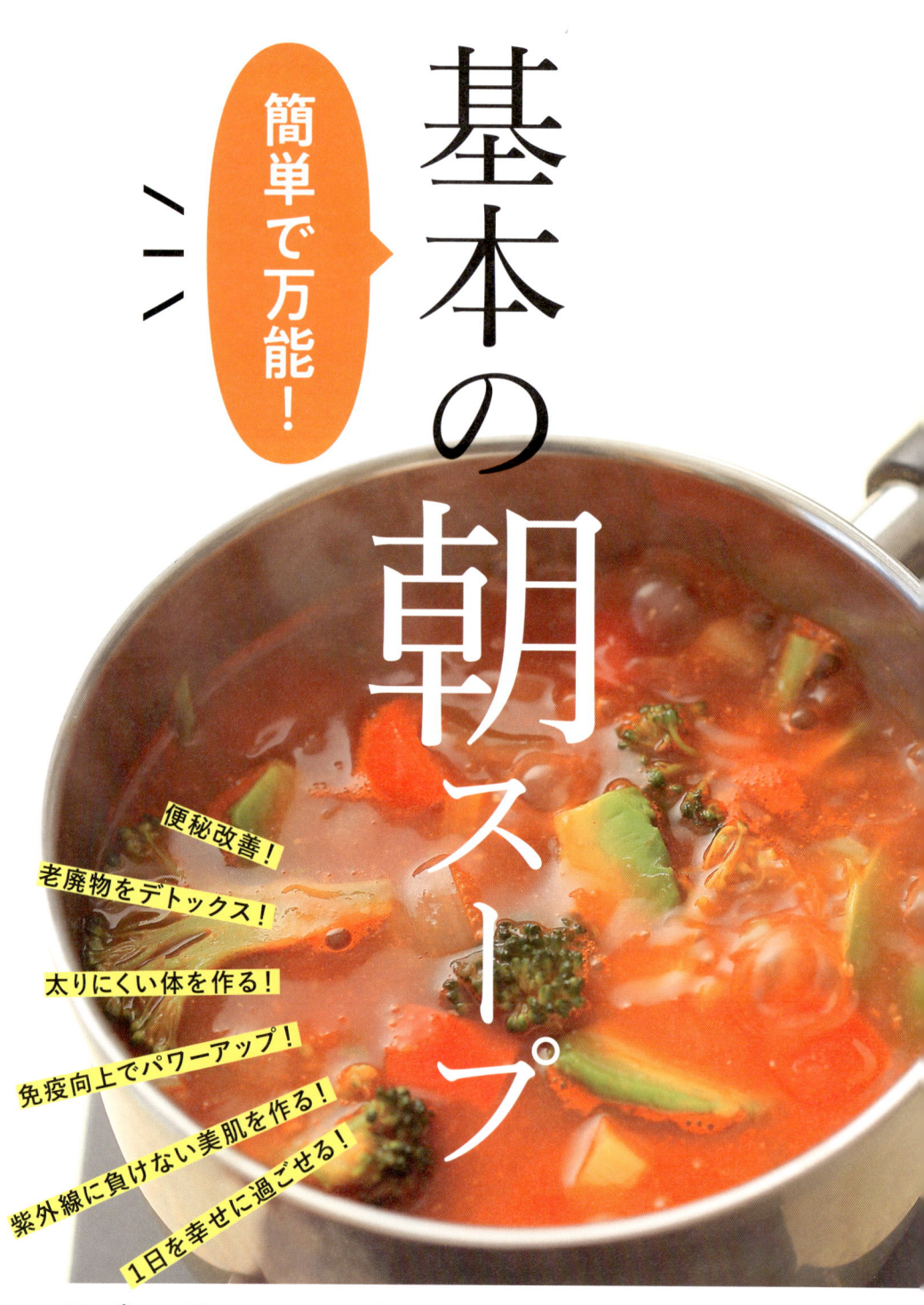

簡単で万能！

基本の朝スープ

便秘改善！

老廃物をデトックス！

太りにくい体を作る！

免疫向上でパワーアップ！

紫外線に負けない美肌を作る！

1日を幸せに過ごせる！

みそカポナータスープ

アボカド100gあたりの食物繊維は、バナナの約5倍! 乳酸菌を多く含む
みそやオリゴ糖を含む玉ねぎと一緒に食べることで腸内の働きが活性化し、
デトックス力もアップします。朝からお腹をすっきりさせるスープです。

材料（2人分）

Ⓐ 玉ねぎ ── 1/2個 ➡1cm角に切る
　赤パプリカ ── 1/2個（60g）➡1cm角に切る
水 ── 200㎖
Ⓑ アボカド ── 1個（140g）➡1cm角に切る
　ブロッコリー ── 1/2個
　　➡小さめの小房に分ける
　トマトジュース ── 200㎖
　砂糖 ── 小さじ2
みそ ── 小さじ4
油 ── 大さじ1/2

作り方

1 フライパンに油とⒶを入れ、弱めの中火で
全体に油が回るまで炒める。水を注ぎ入れ
てふたをし、煮立ったら弱めの中火で3〜4
分煮る。

2 Ⓑを加え、みそを溶き入れてふたをし、さら
に2〜3分、時々混ぜながら煮る。

239kcal｜塩分1.5g｜食物繊維8.9g｜たんぱく質7.1g

体ととのえMemo

トマトに含まれるリコピンは、昼や夜
に飲むよりも、朝に飲むことで吸収
率がアップするという研究があります。
また、朝食に食物繊維をしっかり取
り入れることでランチやディナーの血
糖値を低く抑える効果も。

基本の朝スープのバリエーション

野菜をちょこっと変更したり、オイルをひと回ししたり、卵をのせたりと、
そんな小さなアレンジで、基本の朝スープが無限大に楽しめます。
ここでは、そんな小さなアイデアをご紹介します。

アレンジ 1 野菜たっぷりアレンジ

材料（2人分）

- Ⓐ 玉ねぎ ── 1/2個 ➡ 1cm角に切る
  - ごぼう ── 1/2本 ➡ 1cm幅の輪切り
- Ⓑ 小松菜 ── 1/2株（100g）➡ 2〜3cm長さに切る
  - しめじ ── 1袋（100g）➡ 石づきを取り、半分に切る
- トマトジュース・水 ── 各200㎖
- みそ ── 小さじ4
- 油 ── 大さじ1/2

作り方

1 フライパンに油とⒶを入れ、弱めの中火で全体に油が回るまで炒める。水を注ぎ入れてふたをし、煮立ったら弱めの中火で3〜4分煮る。

2 Ⓑとトマトジュースを加えてみそを溶き入れ、ふたをして2分煮る。

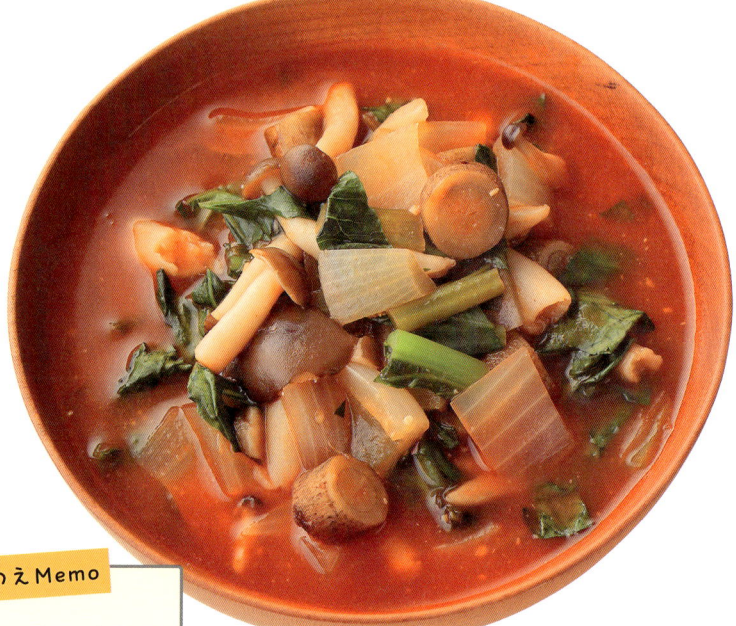

体ととのえMemo

不溶性と水溶性の両方の食物繊維を持つごぼうを朝に食べることで、便通をよくし、老廃物をきっちり排出。

123kcal ｜ 塩分1.5g ｜ 食物繊維6.5g ｜ たんぱく質5.3g

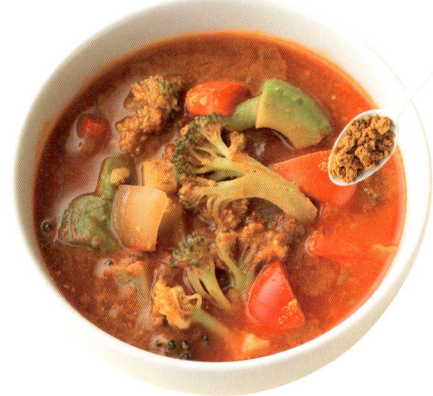

アレンジ
2

スパイシーなカレー粉を
プラスして味変!

体ととのえMemo

カレー粉に含まれるターメリック(ウコ
ン)には抗炎症作用があり、肥満や
動脈硬化、認知症やうつ病の予防に
作用するという研究が進んでいます。

「みそカポナータスープ」(P13)の作り方1で
野菜とともにカレー粉小さじ2を加えて炒める。

246kcal｜塩分1.5g｜食物繊維9.6g｜たんぱく質7.4g

アレンジ
3

MCTオイルをプラスして
やせパワーアップ!

体ととのえMemo

MCTオイルは、体脂肪を燃焼して素
早くエネルギーに変える力があり、脂肪
を蓄積されにくい体作りに◎。すばや
く消化吸収されて、朝の活力アップに
も役立ちます。朝に1杯のプラスアレン
ジ、おすすめです。

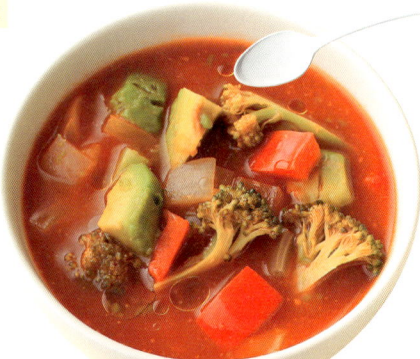

「みそカポナータスープ」(P13)を器に盛り、
仕上げにMCTオイル小さじ1ずつかける。

275kcal｜塩分1.5g｜食物繊維8.9g｜たんぱく質7.1g

「みそカポナータスープ」(P13)
を器に盛り、仕上げに、1人1個
分、目玉焼きをのせる。

アレンジ
4

手軽にたんぱく質を加えたいときは、
目玉焼きをプラス!

体ととのえMemo

朝の活力源に欠かせない、必須アミ
ノ酸を含む卵を追加することで、よ
りバランスのいい1品に。さらに、朝
の卵は代謝アップにもつながり、免
疫も高めてくれます。

315kcal｜塩分1.7g｜食物繊維8.9g｜たんぱく質13.2g

基本の夜スープ

便秘改善！

太りにくい体作り！

風邪予防！

紫外線に負けない美肌を作る！

骨粗鬆症の予防！

豆腐とたっぷり野菜のおかずみそ汁

豆腐は消化吸収がよく胃腸にやさしいので、夕食にぴったりな食材。
さらに、食物繊維が豊富で腸をおだやかに刺激する野菜もたっぷり入れた
みそ汁で、1日を終える習慣をつければ、寝ている間に腸内がととのいます。

材料（2人分）

木綿豆腐 ── 1/2丁（150g）➡ひと口大に切る

Ⓐ 長ねぎ ── 1本（60g）➡小口切り

　 にんじん ── 1/3本（60g）➡薄い半月切り

かぶ ── 1個 ➡皮をむき、6等分のくし形切り

かぶの葉（柔らかい部分）── 1個分 ➡細かく刻む

キャベツ ── 2枚（100g）➡3cm幅に切る

水 ── 500㎖

みそ ── 小さじ4

おろししょうが ── 1/2片分

油 ── 大さじ1/2

作り方

1 鍋に油をひいて熱し、Ⓐを加えて中火で炒める。全体
　 に油が回ったら、水を注ぎ入れてひと煮立ちさせる。

2 豆腐とかぶ、キャベツを加えて弱めの中火で5〜6分煮る。

3 かぶの葉を加え、ひと煮立ちしたら弱火にし、おろししょ
　 うがを加え、みそを溶いて混ぜる。

147kcal ｜塩分1.5g ｜食物繊維5.0g ｜たんぱく質8.6g

体ととのえMemo

長ねぎに含まれる、血液サラサラ作
用のあるアリシンは水に溶けやすい
性質を持ちますが、みそ汁ならば、
その栄養を余すことなくいただけます。

基本の夜スープのバリエーション

体調やお腹のすき具合に合わせて、 たんぱく質をプラスしたり、 さっぱり食べるための酢や、 消化によい大根おろしを加えたり、寝ている間の腸活をサポートするヨーグルトを入れたりと、 夜スープにぴったりなちょこっとアレンジをご紹介します。 レシピはすべて1人分となります。

\アレンジ**1**/ 鮭をのっけてボリュームと たんぱく質をプラス

\アレンジ**2**/ 酢をプラスして 発酵パワーをアップ！

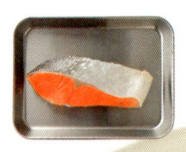

「豆腐とたっぷり野菜のおかずみそ汁」(P17) に焼いた紅鮭（甘塩）1切れを粗くほぐしてのせる。

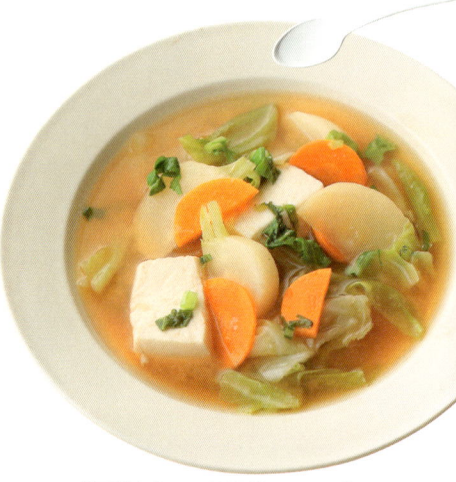

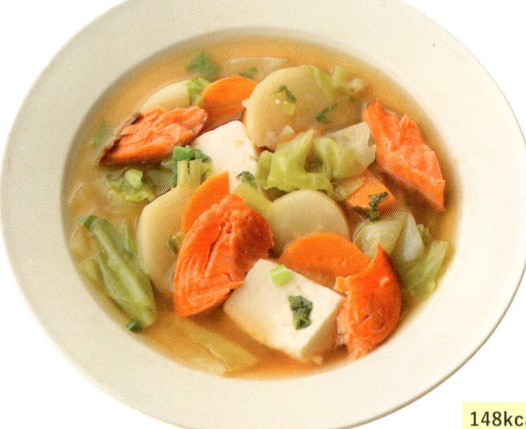

「豆腐とたっぷり野菜のおかずみそ汁」(P17) を器に盛り、仕上げに酢小さじ1をかける。

148kcal｜塩分1.5g｜食物繊維5.0g｜たんぱく質8.7g

 体ととのえMemo

甘塩鮭を使用すると塩分が少し高くなるので、みその量を少し減らし、大さじ1に。鮭は、中性脂肪を減らし、悪玉コレステロールを減らす作用のあるDHAとEPAを豊富に含んでいます。抗酸化作用のあるアスタキサンチンも豊富でビタミンEの1000倍ともいわれ、老化防止や疲労回復に絶大な力を発揮します。

196kcal｜塩分1.7g｜食物繊維4.8g｜たんぱく質15.0g

 体ととのえMemo

酢はカルシウムの吸収をサポート。「豆腐とたっぷり野菜のおかずみそ汁」の木綿豆腐とかぶの葉には、カルシウムが含まれているので、酢をひと回しするだけで、カルシウムの吸収率をアップ。また酢の酸味効果で、さっぱり食べられるうえ、唾液の分泌も増え、消化吸収もよくなります。

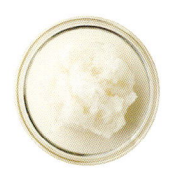

アレンジ 3
大根おろしをたっぷりのせて消化力アップ！

「豆腐とたっぷり野菜のおかずみそ汁」（P17）を器に盛り、大根おろし50gをのせる。

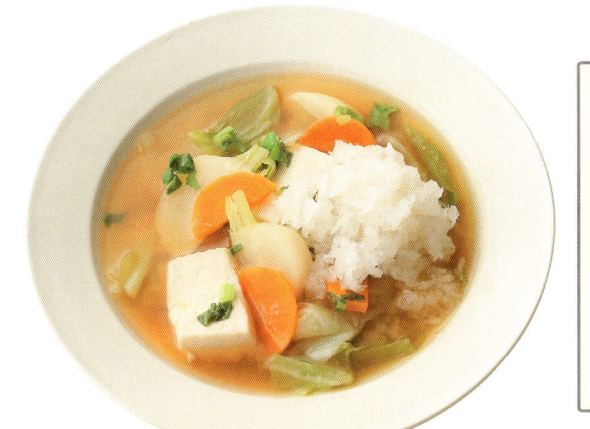

体ととのえMemo

大根には有害物質を解毒し、体をさびつかせる活性酸素を取り除くイソチオシアネートが含まれています。この成分は、おろしたての大根に多く含まれるので、スープに追加するときは、食べる直前におろしましょう。大根の栄養は皮の付近に多く含まれているので、皮ごとおろしましょう。

154kcal｜塩分1.5g｜食物繊維5.6g｜たんぱく質8.8g

アレンジ 4
プレーンヨーグルトをのせて寝ている間に腸内をととのえる！

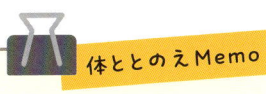

体ととのえMemo

ヨーグルトをプラスすることで、乳酸菌が小腸を、ビフィズス菌が大腸を活性化させ、腸内環境をととのえます。ただし、ビフィズス菌を含むヨーグルトは限られているため「ビフィズス菌入り」と表示してあるものを選んでください。みそ汁にヨーグルト?と思うかもしれませんが、淡い酸味とまろやかさがプラスされ、おいしくなります。

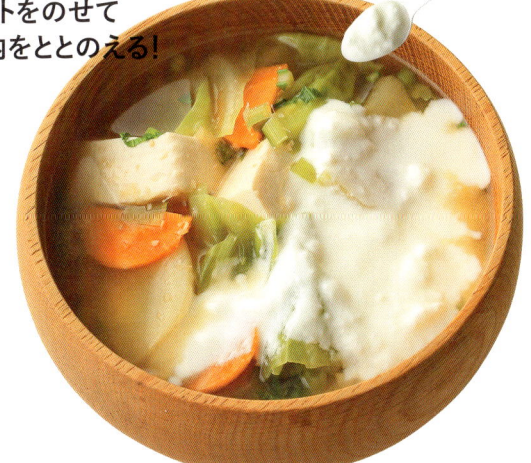

「豆腐とたっぷり野菜のおかずみそ汁」（P17）を器に盛り、プレーンヨーグルト50gをのせる。

175kcal｜塩分1.6g｜食物繊維5.0g｜たんぱく質10.4g

簡単！ あるものでできる！
食材は「手ばかり」でもOK！

「スープを作ろう!」とこの本を開いたけれど、
「レシピ通りの食材が冷蔵庫にそろっていない。残念」なんてことありますよね。
大丈夫！ 問題ありません。
手で食材の大きさや量をはかる「手ばかり」で、1杯の適量がわかります。
冷蔵庫の中のもので、おいしくて体にいいスープがすぐに作れます。

ポイント 1

野菜は、1日350g摂取することを目標にします。
スープ1杯でとる野菜の量は
両手いっぱい（160〜200g）を目安に。
1日2杯スープを飲む生活で、体をととのえましょう。

色の濃い緑黄色野菜と色の薄い淡色野菜を1:1〜2:1の割合で、1日でとるとベスト。

両手いっぱいの野菜
は、これくらいです。
ここにきのこなどを
入れてもOKです。

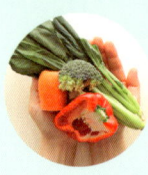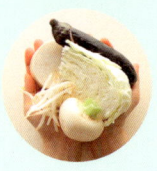

食生活をチェックしてみると、意外ととれていないのは、野菜ではなく、たんぱく質ってこと、多いんです!

ポイント 2

1杯のスープでとる
たんぱく質量の目安は、
手のひら1つ分（80〜100g）。

動物性（肉・魚・卵）と植物性（豆腐、油揚げ、豆など）を1週間のうちにまんべんなくとるよう心がけて。

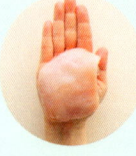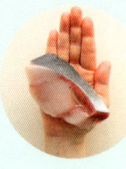

動物性たんぱく質の、手のひら1
つ分は、これくらいです。豆腐な
どの大豆製品や卵も手のひらにお
さまるくらいが目安です。

忙しいときは、完全食ともいわれる、卵を落とすだけでも十分。

ポイント 3

たんぱく源も野菜も入れて、
1品で主菜になるおかずスープに。

野菜スープにたんぱく質をプラ
スしてボリュームアップ。主菜を
兼ねた栄養バランスのよいお
かずスープを楽しみたい場合
は、ポイント1と2の「手ばかり」
の合わせ技で、分量の目安を
つければアレンジ自在です。

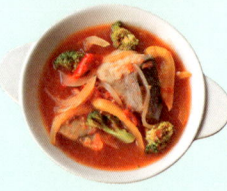

大切なのは、日々、気軽にちゃちゃっと、栄養バランスのよいスープを作って、おいしくいただくこと。難しく考えず、本書のレシピを参考に、楽しいスープ生活を送ってください。

Part 2

食材別 体ととのえ スープ

ファイバー豊富な野菜やきのこをメインに使って
腸内から体をととのえ、元気できれいになるスープをご紹介します。
クリーミーなものから、
梅やしょうがでさっぱり仕上げたもの、
洋風、和風、エスニックと味もバラエティに富んでいます。
31品もあるので、毎日楽しく、飽きずにいただけるのもうれしい。

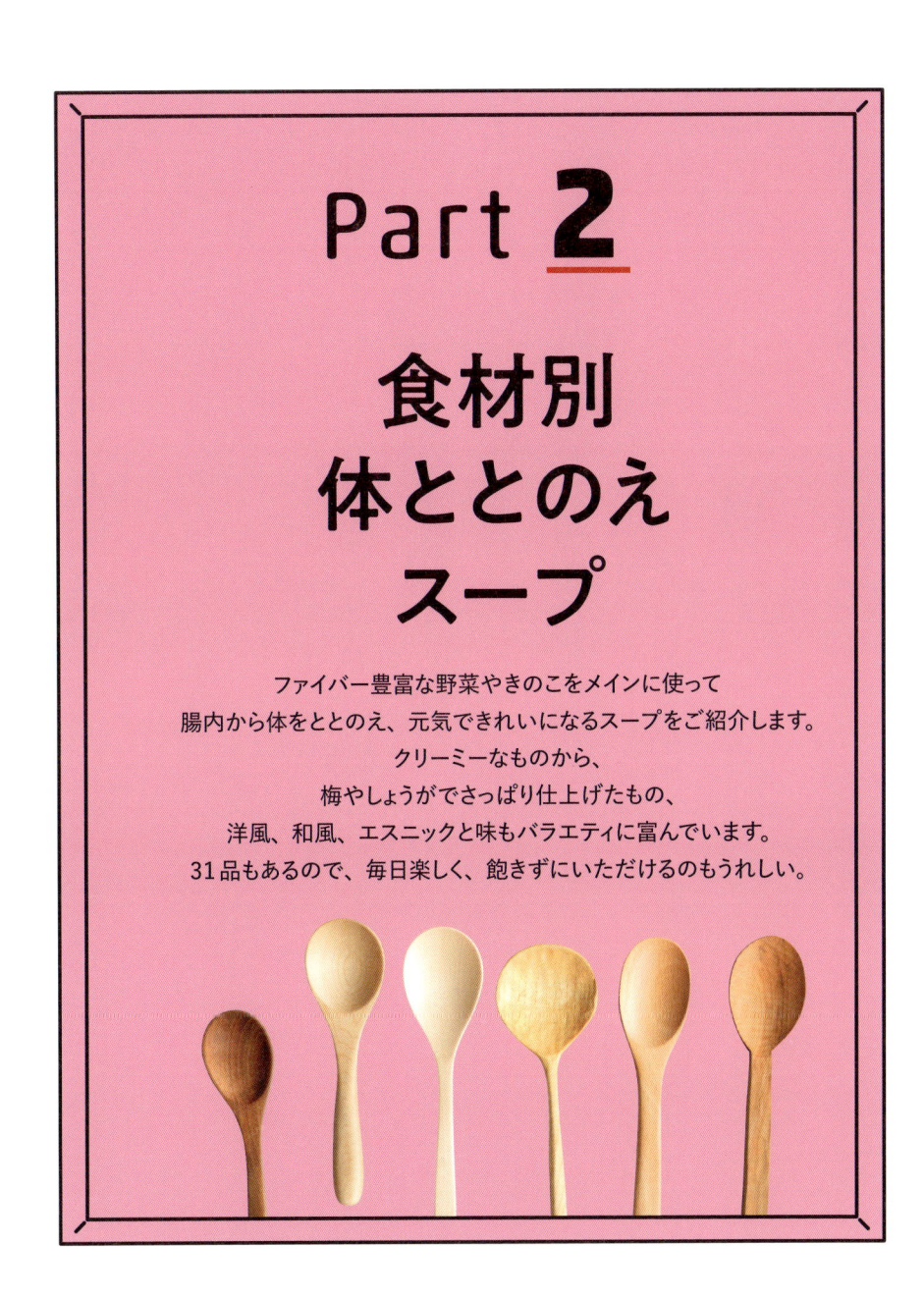

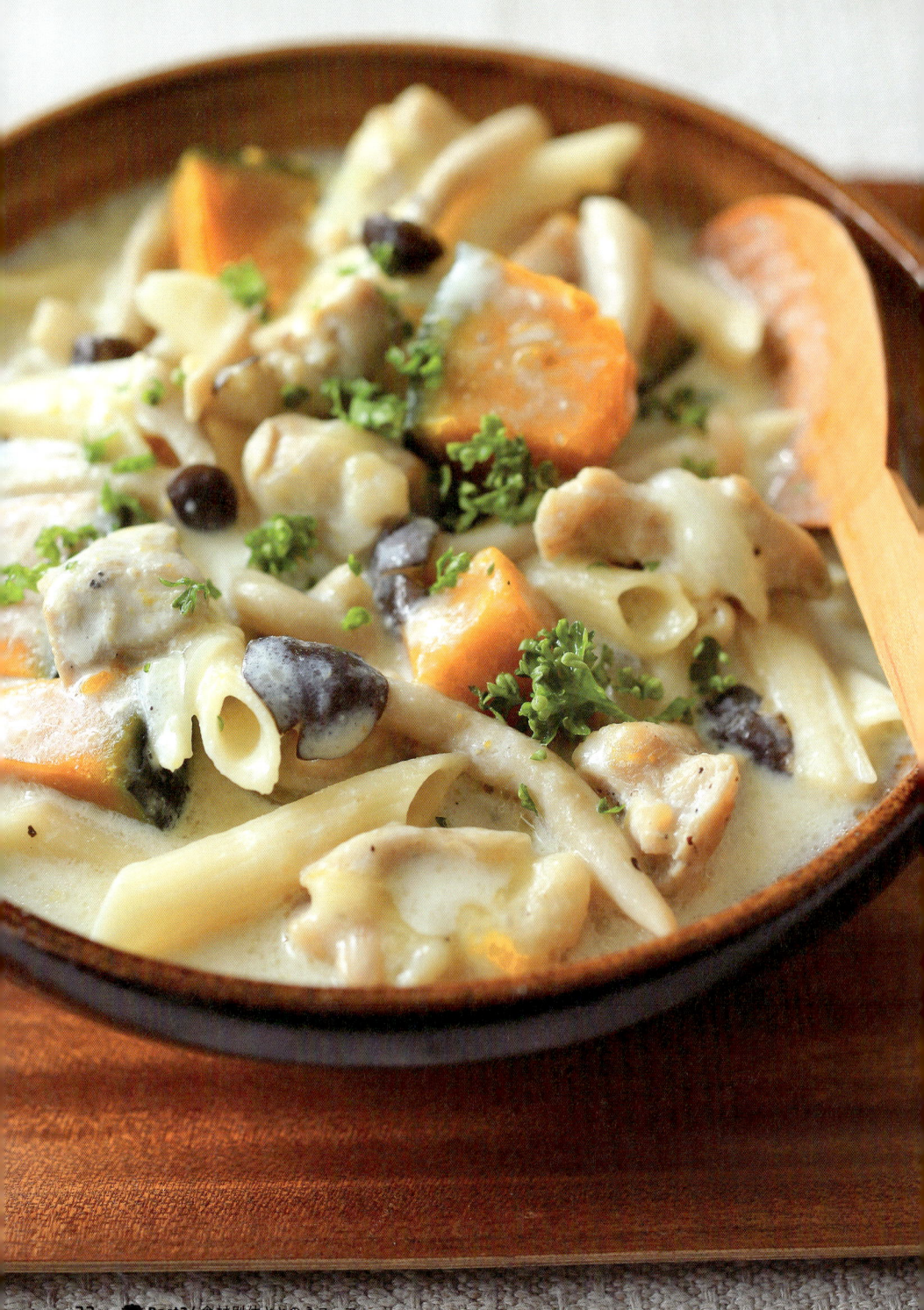

かぼちゃ

ビタミンE・C、βカロテンのトリプル
効果で抗酸化作用をアップ！

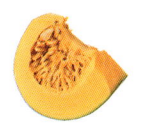

かぼちゃとマカロニの豆乳チーズスープ

クリーミーでありながら、 さらっとした飲み心地の豆乳ベースのスープです。
甘くほくほくしたかぼちゃもたっぷりで、 まろやかな味わい。
栄養価の高いかぼちゃですが、 特に多いのが老化防止に効果のあるビタミンE 。

材料（2人分）

Ⓐ かぼちゃ ── 150g ➡種とワタを取り、
　　　　　　　　約1㎝幅のひと口大に切る
　 しめじ ── 1袋（100g）➡小房に分ける
　 マカロニ（ゆで時間3分のもの）── 30g
　 水 ── 200㎖
鶏もも肉 ── 120g ➡小さめのひと口大に切る
Ⓑ 玉ねぎ ── 1/4個 ➡薄切り
　 にんにくのみじん切り ── 1/2片分
塩・こしょう ── 各適量
無調整豆乳 ── 200㎖
ピザ用チーズ ── 30g
パセリのみじん切り ── 少々
油 ── 小さじ1

作り方

1 鶏肉に塩、こしょう各少々をもみ込む。

2 鍋に油をひいて中火で熱し、Ⓑをしんなりするまで炒め、**1**を入れて両面を焼き付ける。Ⓐを加えてふたをし、時々混ぜながら弱めの中火で6～ 7分煮る。

3 材料に火が通ったら、豆乳を加えて塩小さじ1/3、こしょう少々で味を調え、チーズを加えてさっと混ぜる。沸騰直前まで温めて器に盛り、パセリを散らす。

365kcal｜塩分1.7g｜食物繊維5.8g｜たんぱく質22.7g

体ととのえMemo

しめじ1袋を入れた、腸内をデトックスしてくれるスープ。豆乳には、イソフラボンとたんぱく質が豊富に含まれているので、骨粗鬆症の予防や美肌作りに作用します。更年期障害の症状が気になる女性には特におすすめの1品です。

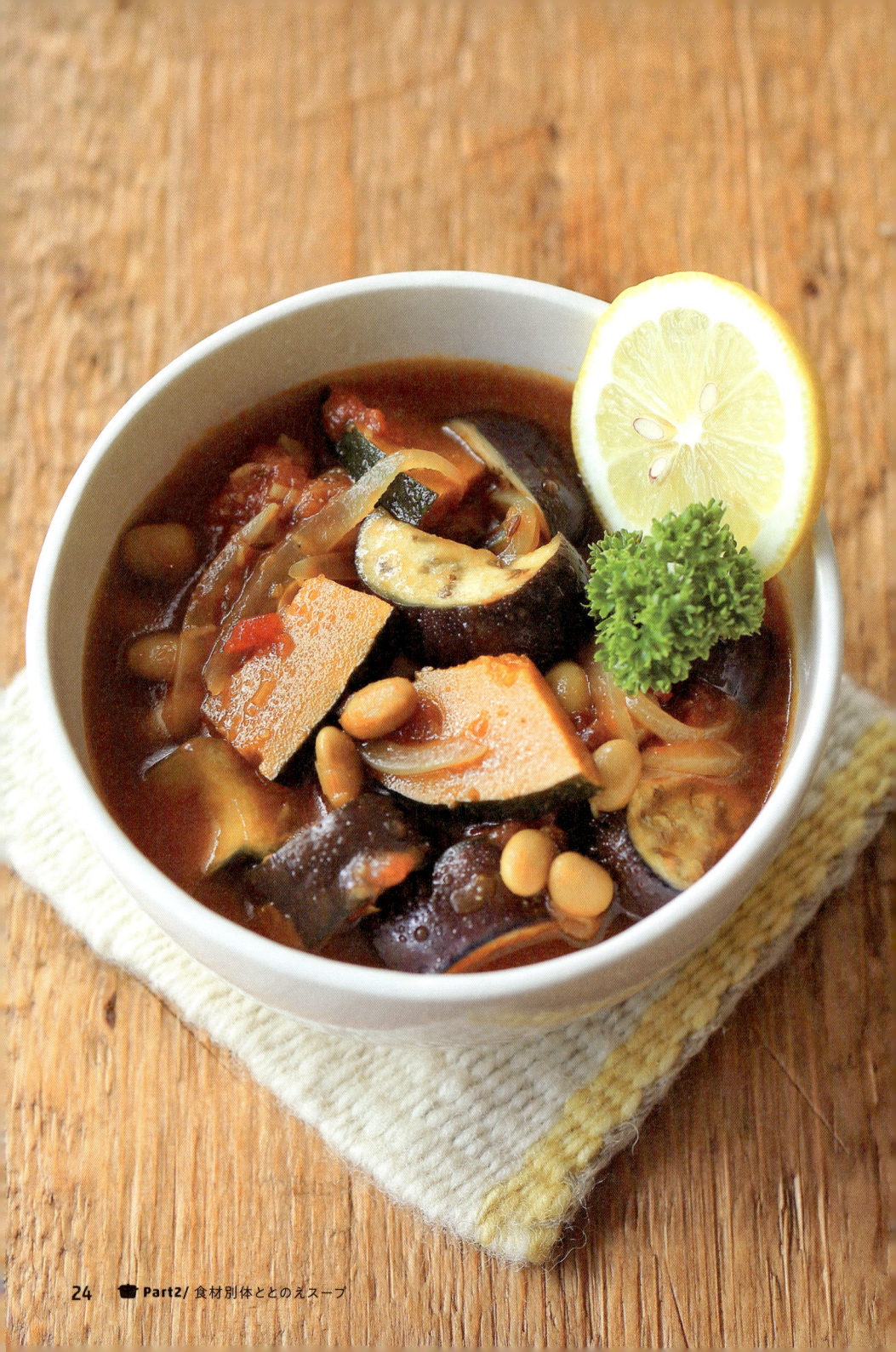

南インドのスパイシーなスープ「ラッサム」をイメージしたレシピ。
レモンのクエン酸は、大豆に含まれるカルシウムが腸内で吸収するのを
助けます。好みでパセリやレモンの輪切りなどを添えると、さっぱりいただけます。

材料（2人分）

- **Ⓐ** かぼちゃ —— 150g **➡種とワタを取り、1cm幅のひと口大に切る**
- なす —— 1本 **➡縦半分に切ってから1.5cm幅の半月切り**
- 蒸し大豆（水煮でもよい）—— 100g
- 水 —— 200mℓ
- クミンシード —— 小さじ1
- 玉ねぎ —— 1/4個 **➡横半分に切ってから薄切り**
- **Ⓑ** にんにくのみじん切り —— 1/2片分
- しょうがのみじん切り —— 1/2片分
- 赤唐辛子の輪切り —— ひとつまみ
- カレー粉・しょうゆ —— 各小さじ1
- トマト水煮缶（カットタイプ）—— 200g
- レモン果汁 —— 小さじ2〜3
- 塩 —— 小さじ1/4
- こしょう —— 少々
- 油 —— 小さじ2

作り方

1 厚手の鍋に油をひき、クミンを入れて火にかけ、沸々としてきたら玉ねぎとⒷを加えて炒め合わせる。トマト水煮を加え、中火で2〜3分混ぜながら火を通す。

2 トマトが煮崩れたら、Ⓐを加えて中火で5分ほど煮、レモン果汁を加えて、塩、こしょうで味を調える。

233kcal ｜ 塩分1.5g ｜ 食物繊維10.9g ｜ たんぱく質11.8g

体ととのえMemo

なすの皮には、抗酸化作用が高い水溶性のポリフェノールが含まれているので、皮はむかずにスープに入れて調理します。大豆は食物繊維が豊富なので、デトックス力が高いのもうれしいポイントです。

小松菜

骨の形成に必要なビタミンKや
カルシウムを多く含みます。

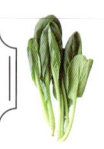

小松菜とちぎり厚揚げのザーサイスープ

年齢とともに骨密度は低くなるので、骨を健康に保つ栄養素を含む小松菜は、
積極的にとりたい野菜。さらに腸内でカルシウムの吸収を促すビタミンDを含むきのこも
入っているのがこのスープのポイント。好みで白炒りごまをふって、コクを出しても。

材料（2人分）

小松菜 —— 3株（80g）➡3㎝長さに切る

厚揚げ —— 1枚（150g）

Ⓐ 味つけザーサイ —— 20g ➡細切り

えのきたけ —— 1/4束（50g）➡根元を切り、
　3等分に切ってほぐす

水 —— 400㎖

みりん・しょうゆ —— 各小さじ1

作り方

1 厚揚げは湯を回しかけて油抜きをし、ひと
口大にちぎる。

2 鍋にⒶを入れて火にかけ、煮立ったら**1**と
小松菜の茎の部分を加えて中火で5分煮る。
小松菜の葉を加え、さっと煮る。

| 133kcal | 塩分1.8g | 食物繊維2.7g | たんぱく質9.8g |

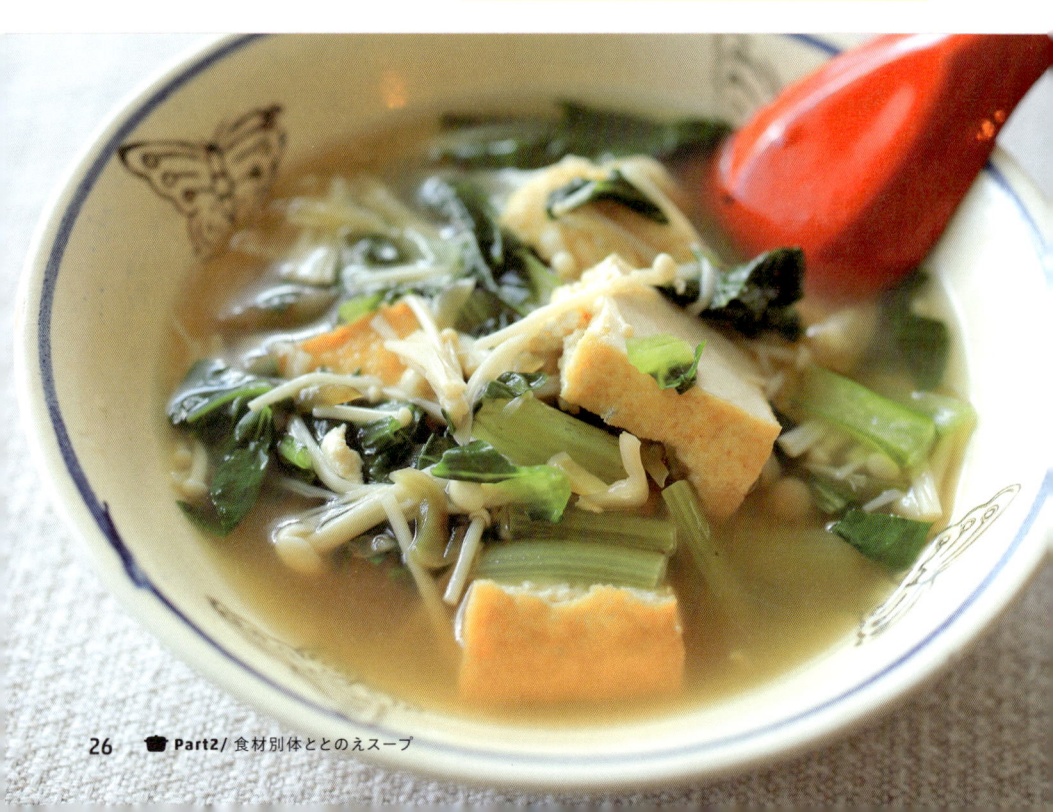

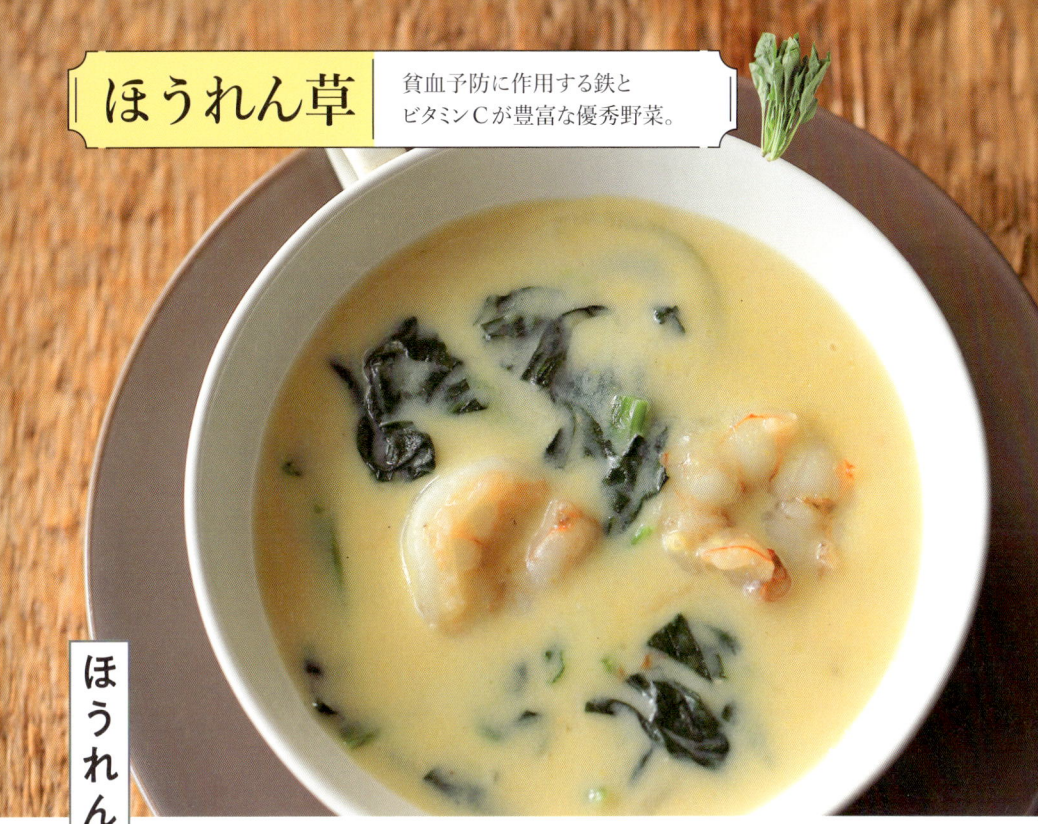

ほうれん草

貧血予防に作用する鉄と
ビタミンCが豊富な優秀野菜。

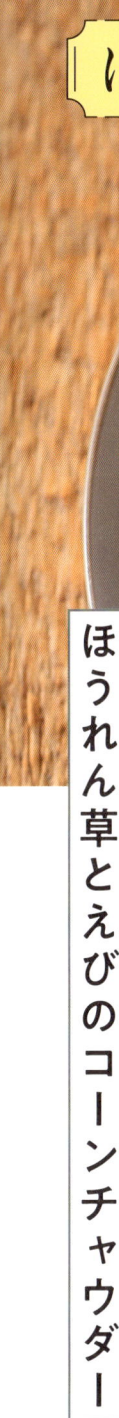

ほうれん草とえびのコーンチャウダー

ぷりぷりのえびとほうれん草を入れたコーンチャウダーは、
大人から子どもまで大好きな味。 コクを加える少量のみそが、 よりおいしく
仕上げるコツです。 貧血防止、 免疫アップの作用もあるスープです。

材料（2人分）

ほうれん草 —— 1/2束（100g）➡さっと
ゆでて2〜3㎝の長さに切り、水けを絞る

Ⓐ むきえび —— 120g

玉ねぎ —— 1/4個
➡横半分に切ってから薄切り

Ⓑ コーンクリーム缶 —— 150g

牛乳 —— 200㎖

水 —— 100㎖

みそ —— 小さじ1

塩・こしょう —— 各少々

片栗粉 —— 小さじ1

油 —— 大さじ1/2

作り方

1 鍋に油をひいて火にかけ、Ⓐを中火
で炒める。玉ねぎがしんなりしたらⒷ
を加えて混ぜながら煮る。

2 煮立ってきたらほうれん草を入れ、
塩、こしょうで味を調える。倍量の水
（分量外）で溶いた片栗粉を回し入
れ、混ぜてとろみがついたら火を止
める。

224kcal ｜ 塩分1.7g ｜ 食物繊維3.3g ｜ たんぱく質17.5g

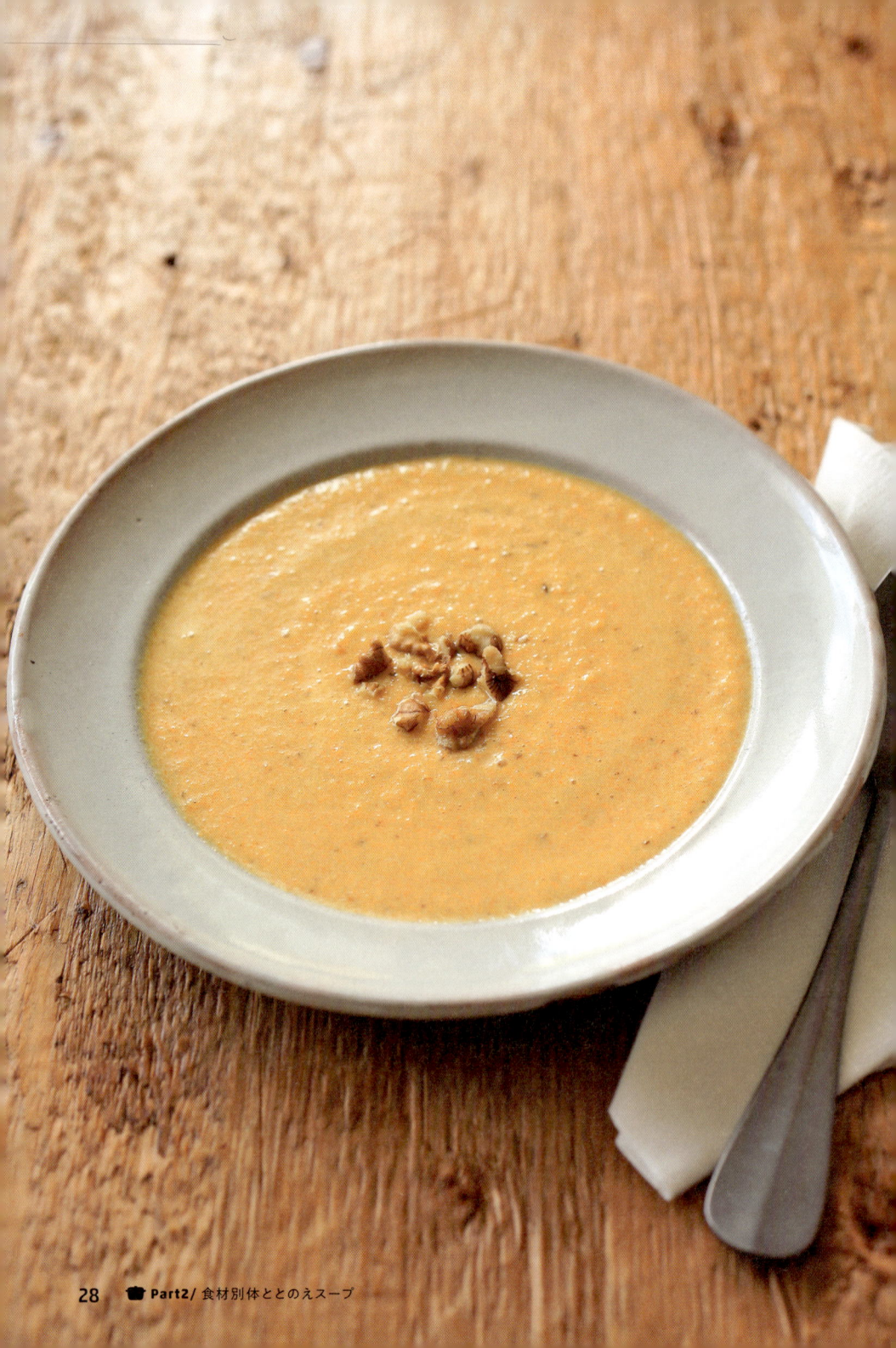

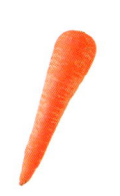

にんじん

皮膚や粘膜を健康に保ち、免疫アップに作用するβカロテンが豊富。

にんじんのクミンポタージュ

クミンでアクセントをつけ、白みそでまろやかさをプラスした
にんじんのポタージュです。好みでローストしたくるみを
トッピングすると、香ばしさも加わっておいしさがアップします。

材料（2人分）

- **Ⓐ** にんじん ── 1本 ➡薄切り
- 玉ねぎ ── 1/4個 ➡薄切り
- **Ⓑ** クミンシード ── 小さじ1/2
- バター ── 10g
- **Ⓒ** 無調整豆乳 ── 200㎖
- 白みそ ── 小さじ2
- 塩 ── 小さじ1/3
- 水 ── 200㎖

作り方

1. 小鍋にⒷを入れて弱火で炒め、香りが出たらⒶを入れて炒め合わせる。全体にバターが回ったら水を加えて煮立て、ふたをして弱火で7〜8分煮たら粗熱をとる。

2. ミキサーに移し、滑らかになるまで撹拌する。鍋に戻し、Ⓒを加えて弱めの中火で混ぜながら温める。

131kcal ｜ 塩分1.5g ｜ 食物繊維3.4g ｜ たんぱく質5.1g

体ととのえMemo

にんじんに含まれるβカロテンは体内で必要な量のみがビタミンAに変換され、粘膜の潤いや瞳の潤いに効果があります。加えて、美肌作りに作用するビタミンB_6が比較的多く含まれます。にんじんは、皮の近くに栄養を多く含むので皮ごと料理するのもポイントです。

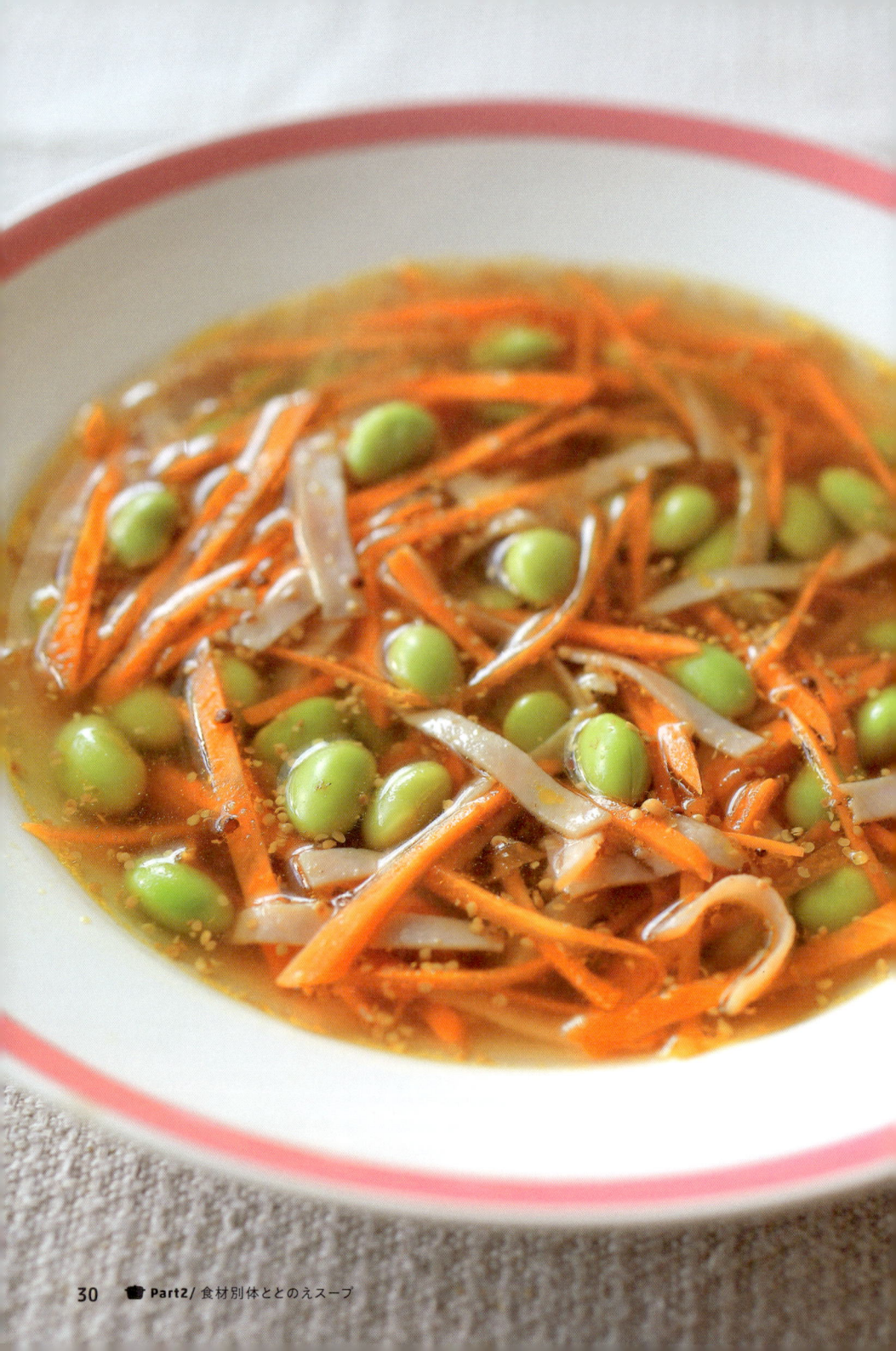

キャロットラペのさっぱりマスタードスープ

粒マスタードや酢、ウスターソースでさっぱりと仕上げました。
枝豆は、畑の肉と言われるほど良質なたんぱく質が豊富で、にんじんに
含まれるビタミンB6と一緒にとることで皮膚や粘膜を丈夫にする効果があります。

材料（2人分）

Ⓐ にんじん ── 1本 ➡ せん切り
　 ハム ── 3枚 ➡ 細切り
Ⓑ 粒マスタード ── 小さじ2
　 酢・ウスターソース ── 各小さじ1
　 砂糖 ── 小さじ1/2
　 水 ── 400㎖
枝豆（ゆでたもの・むきみ）── 80g
塩・こしょう ── 各少々
油 ── 大さじ1/2

作り方

1 鍋に油をひいて火にかけ、Ⓐを中火で炒める。

2 にんじんがしんなりしたらⒷを加えて強火にし、煮立ったら枝豆を加え、塩、こしょうで味を調える。

165kcal｜塩分1.4g｜食物繊維4.4g｜たんぱく質9.1g

体ととのえMemo

にんじんに加えてビタミンB群が多いハム、ビタミンB1が多い枝豆を一皿に詰めた、効率よくビタミンB群を摂取できるスープ。疲労回復や代謝を促し、自律神経の調整にも働きかけます。お好みで、ビタミンK・C・Aを含み、免疫システムを強化するパセリを加えても。

トマト

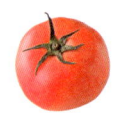

活性酸素を抑えるリコピンや
ストレス緩和に作用するGABAが豊富。

トマトに含まれるリコピンは、免疫機能の低下、しみやしわ、紫外線による色素沈着の予防に作用。油と一緒に加熱することで吸収率を高めます。さらにトマトは老化を抑制するビタミンC・A、むくみを解消するカリウムも含みます。

まるごとトマトのそぼろスープ

材料（2人分）

トマト ── 小2個
🅐 鶏ひき肉 ── 150g
  しょうがのみじん切り ── 1/2片分
🅑 水 ── 400㎖
  みりん ── 大さじ1/2
  しょうゆ ── 小さじ2
  オイスターソース ── 小さじ1
塩・こしょう ── 各少々
ブロッコリースプラウト ── 1パック
  ➡根元を切る
ごま油 ── 小さじ1

作り方

1 トマトはヘタの周りに切り込みを入れてヘタをくりぬく。

2 鍋にごま油をひき、🅐を入れて中火にかけ、ほぐしながら炒める。肉の色が変わってきたら、トマトのヘタの部分を下にして並べ入れる。

3 🅑を入れて強火にし、煮立ったら火を弱め、トマトの皮がむけてきたら菜箸などで皮を取り除き、塩、こしょうで味を調える。火を止めて器に盛り、ブロッコリースプラウトを散らす。

191kcal ｜ 塩分1.6g ｜ 食物繊維1.5g ｜ たんぱく質14.9g

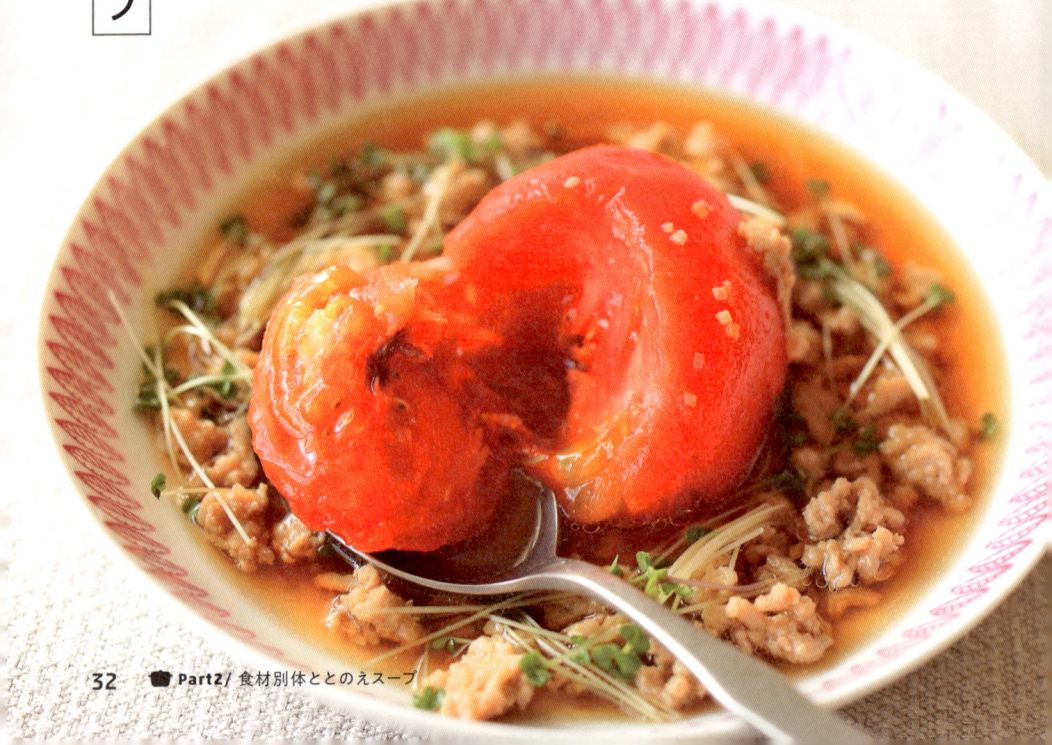

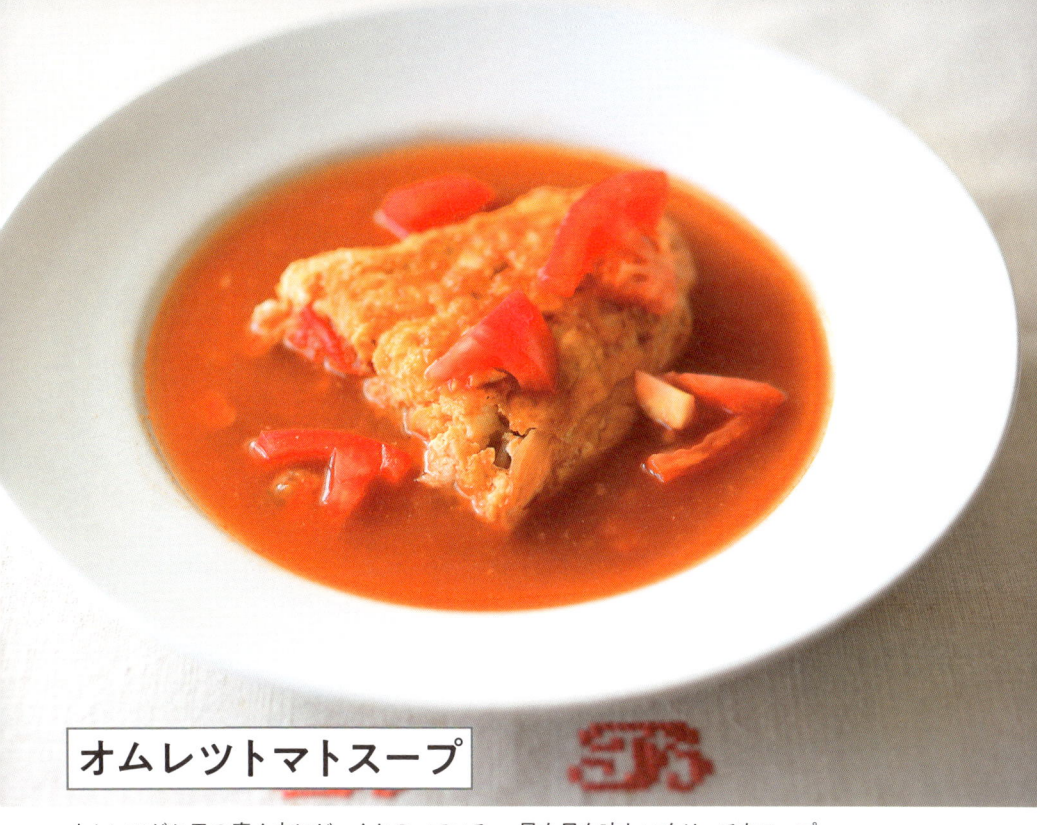

オムレツトマトスープ

オムレツがお皿の真ん中にどーんとのっている、 見た目も味わいもリッチなスープ。
卵に甘酸っぱいトマトスープをからめながら食べてください。
たんぱく質豊富な卵とトマトのリコピンをとることで美肌作りにも。

材料（2人分）

トマト —— 小2個 ➡1cm幅に切る

卵 —— 2個 ➡溶きほぐす

玉ねぎ —— 1/4個 ➡薄切り

ツナ水煮缶 —— 1缶（70g）

Ⓐ 水 —— 300ml
トマトケチャップ —— 大さじ2

塩 —— 小さじ1/4

こしょう —— 少々

バター —— 10g

作り方

1 深めのフライパンにバターを入れて中火にかけ、トマトの半量と玉ねぎを炒める。玉ねぎが透き通ってきたら、溶き卵を一気に流し入れ、大きく混ぜる。半熟状になったら、缶汁をきったツナをのせ、フライ返しで半分に折り、形を整えて取り出す。

2 同じフライパンにⒶと残りのトマトを入れ、中火で混ぜながら温める。塩、こしょうで味を調える。

3 器に**1**のオムレツを半分に切って入れ、**2**を注ぎ入れる。

178kcal ｜ 塩分1.7g ｜ 食物繊維1.8g ｜ たんぱく質13.1g

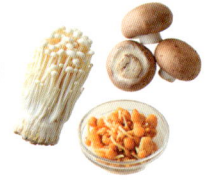

きのこ

糖質をエネルギーに変える
ビタミンB_1や食物繊維を含有。

きのことたこの黒酢スープ

腸内をきれいに掃除してくれる食物繊維をたっぷり含んだきのこを3種使用。
さらに、体内の有害物質を引き寄せて排出する力のある水溶性植物繊維を
含むとろろ昆布を入れた、デトックス力の高いスープです。

材料（2人分）

Ⓐ えのきたけ ── 1/2束（100g）
  ➡根元を切り、半分の長さに切ってほぐす

しいたけ ── 3枚 ➡石づきを取って薄切り

Ⓑ ゆでたこの足 ── 1本（140g）
  ➡ひと口大の斜め切り

にんにくの薄切り ── 1片分

ごま油 ── 小さじ1

Ⓒ 水 ── 400㎖

黒酢 ── 大さじ1

みりん ── 小さじ1

しょうゆ ── 小さじ2

とろろ昆布 ── 3g

なめこ ── 1袋
  ➡さっと洗って水けをきる

塩 ── 少々

小ねぎ ── 5本
  ➡1〜2㎝の長さに切る

作り方

1 鍋にⒷを入れて中火で炒め、Ⓐを
加えてしんなりするまで炒める。

2 Ⓒとほぐしたとろろ昆布を加えて煮る。

3 煮立ったらなめこを加えて混ぜ、弱
火にして2〜3分煮る。塩で味を調え
たら小ねぎを加えてひと煮立ちさせる。

137kcal ｜ 塩分1.7g ｜ 食物繊維4.7g ｜ たんぱく質18.8g

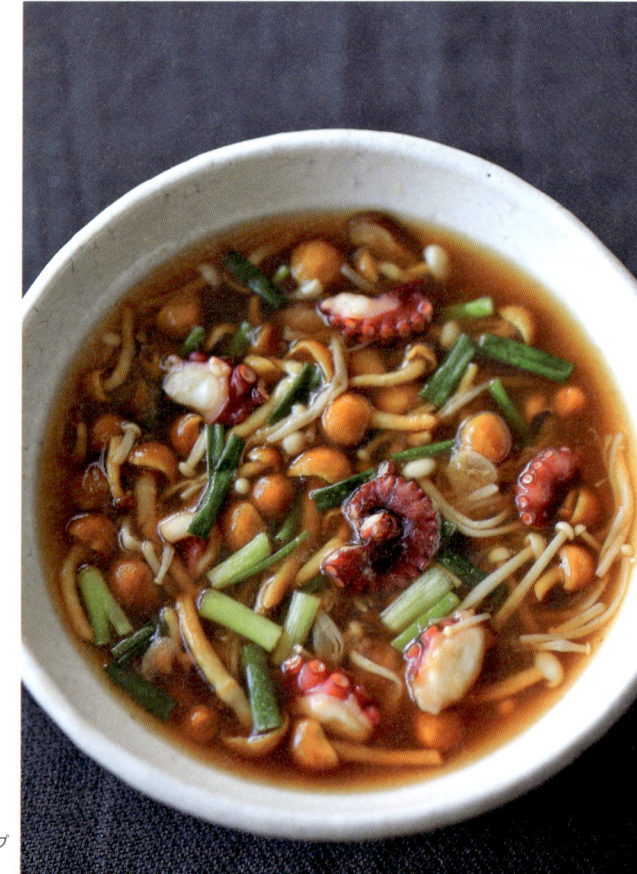

体ととのえMemo

黒酢を入れることで、コクと旨
みが強まります。また黒酢には、
疲労回復や血液をサラサラにす
る作用もあるので、まめに食べ
たい1杯です。

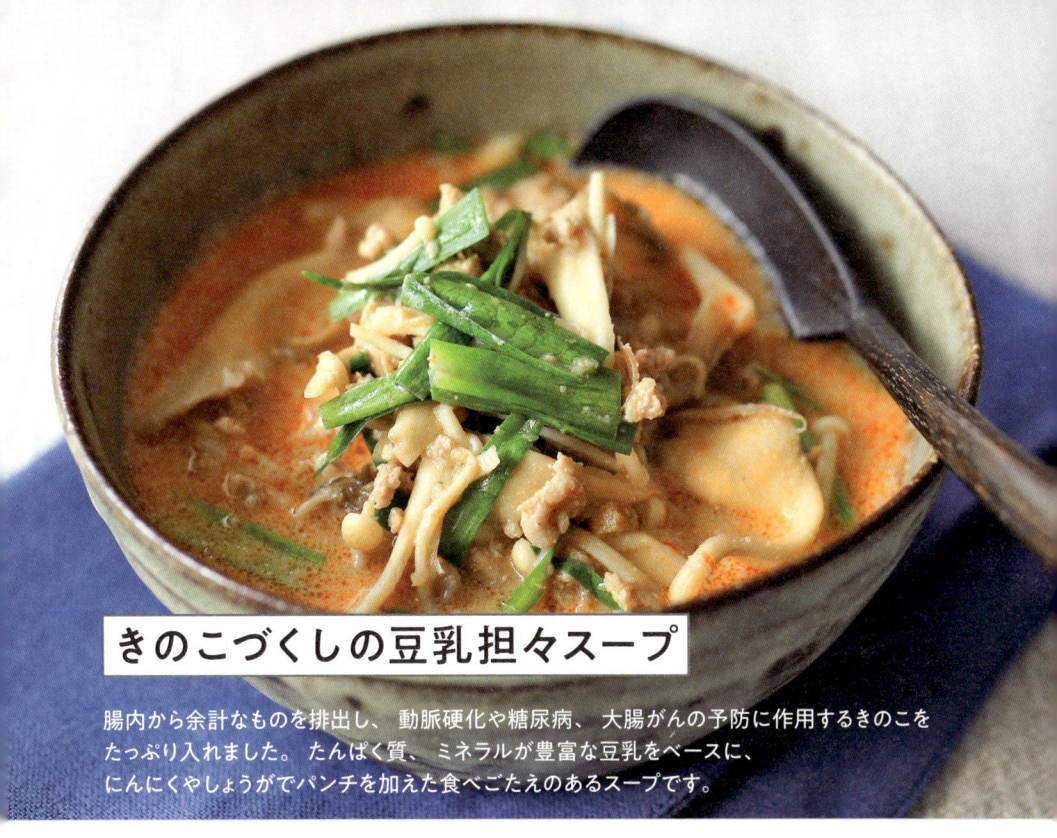

きのこづくしの豆乳担々スープ

腸内から余計なものを排出し、動脈硬化や糖尿病、大腸がんの予防に作用するきのこをたっぷり入れました。たんぱく質、ミネラルが豊富な豆乳をベースに、にんにくやしょうがでパンチを加えた食べごたえのあるスープです。

材料（2人分）

Ⓐ えのきたけ ── 1/2束（100g）
  ➡根元を切り、半分の長さに切ってほぐす

  まいたけ ── 1パック（100g）
  ➡小房にほぐす

  しめじ ── 1袋（100g）➡小房にほぐす

Ⓑ ごま油 ── 小さじ1

  にんにくのみじん切り ── 1/2片分

  しょうがのみじん切り　1/2片分

  豆板醤 ── 小さじ1

豚ひき肉 ── 120g

Ⓒ 水 ── 200㎖

  みそ ── 大さじ1

  みりん ── 小さじ1

  すり白ごま ── 大さじ1

にら ── 1/3束 ➡3㎝の長さに切る

無調整豆乳 ── 200㎖

作り方

1 鍋に**Ⓑ**を入れて弱火で炒め、香りが立ったら、ひき肉を入れてほぐしながら炒める。肉の色が変わったら、**Ⓐ**を炒め合わせ、**Ⓒ**を加えて中火で5〜6分煮る。

2 にらと豆乳を加え、にらがしんなりしたら火を止める。

276kcal | 塩分1.7g | 食物繊維6.7g | たんぱく質19.9g

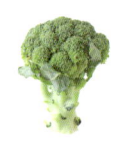

ブロッコリー

ビタミンC・D・K、葉酸を豊富に含む栄養たっぷりの野菜です。

ブロッコリーとしらすのペペロンスープ

ブロッコリーには骨粗鬆症の予防作用のあるビタミンKが豊富です。
カルシウムを含むしらすと一緒に食べることで、 より効果的に摂取できます。
にんにくをきかせたピリ辛スープのおいしさは、 心も元気にしてくれます！

材料(2人分)

Ⓐ ブロッコリー ── 1/2個 ➡ 小さめのひと口大に
　赤唐辛子の輪切り ── 1本分
にんにくのみじん切り ── 1片分
水 ── 400㎖
しらす干し ── 40g
塩 ── 小さじ1/3
こしょう ── 少々
油 ── 大さじ1/2

作り方

1 鍋に油をひいて中火にかけ、にんにくを炒める。香りが立ってきたらⒶを加えてさっと炒める。

2 水を加えて煮立ったら、しらす干しを入れ、ひと煮立ちさせる。塩、こしょうで味を調える。

74kcal ｜ 塩分1.2g ｜ 食物繊維4.1g ｜ たんぱく質7.4g

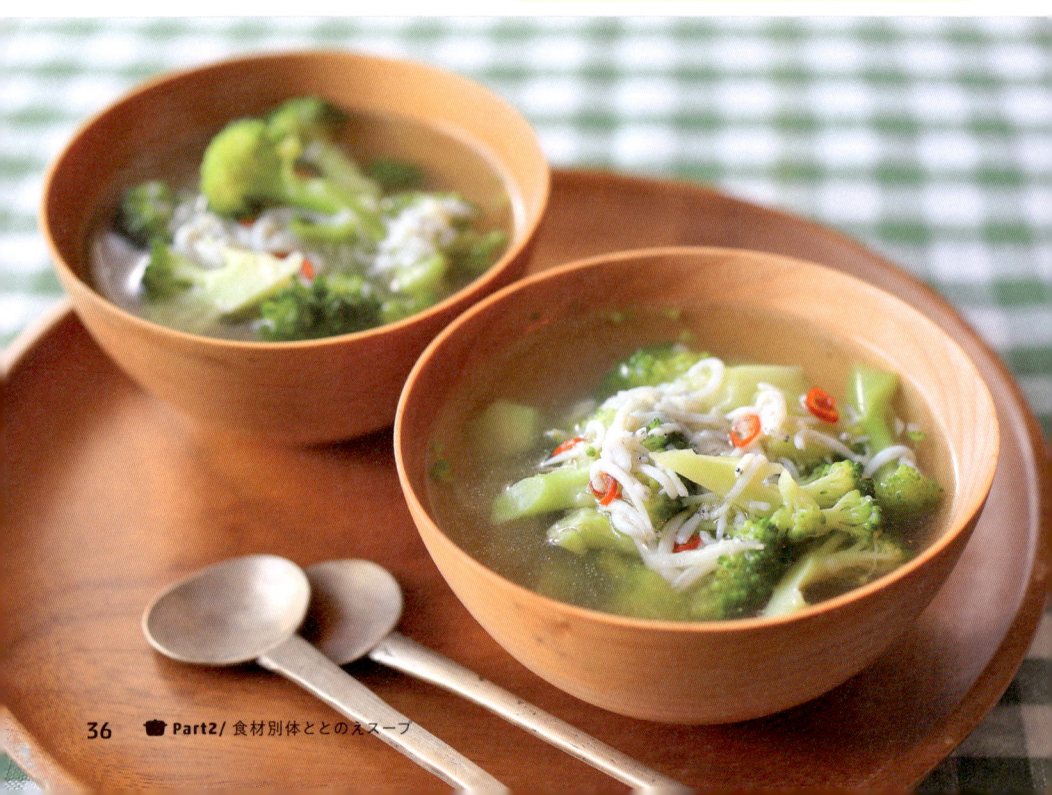

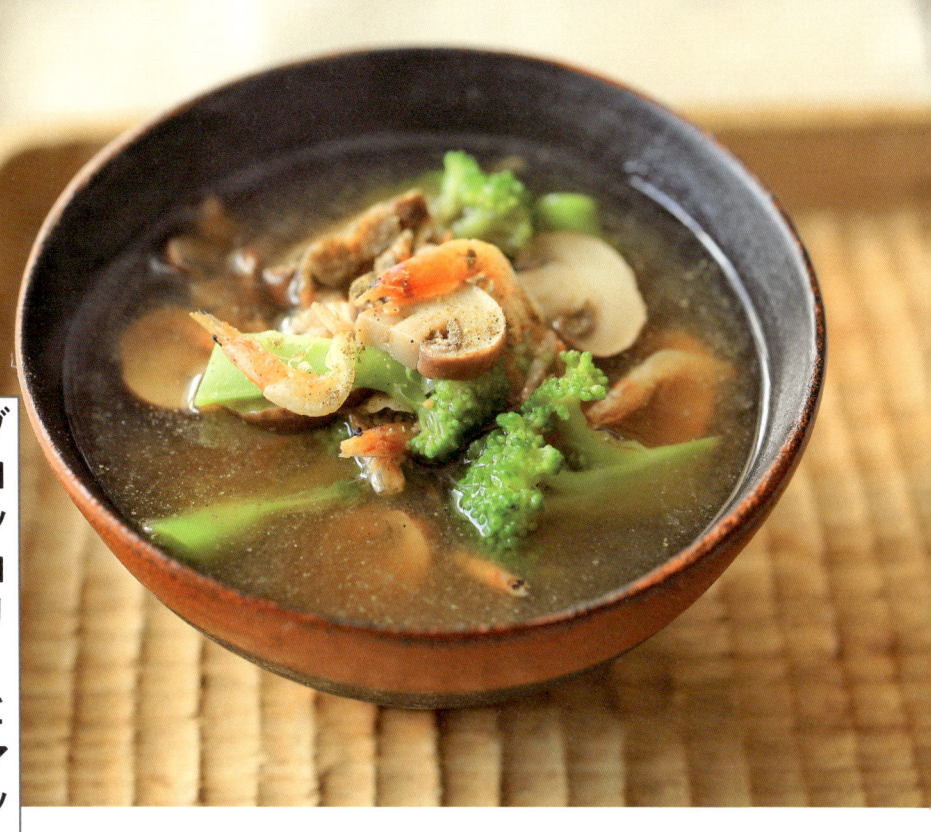

ブロッコリーとマッシュルーム、桜えびのみそ汁

旨みの強い桜えびはだしの役割を果たします。殻ごと食べられるのでカルシウムや美肌作りに作用のあるアスタキサンチンもたっぷりとれるのもいいところ。食物繊維が豊富なマッシュルームも加えて、体内をきれいにする1杯に。

材料（2人分）

ブロッコリー —— 1/3個
　➡小さめのひと口大に切る
マッシュルーム —— 6個 ➡約3㎜幅の薄切り
桜えび —— 10g
水 —— 400㎖
みそ —— 大さじ1

作り方

1 鍋に桜えびを入れて乾煎りし、香りが立ってきたら、マッシュルームと水を入れ、弱めの中火で煮立てる。

2 ブロッコリーを加えて2〜3分煮たら、火を止めてみそを溶き入れる。

54kcal ｜ 塩分1.3g ｜ 食物繊維3.6g ｜ たんぱく質7.9g

ごぼう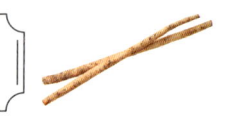

水溶性と不溶性両方の食物繊維を含む、腸活に最適な野菜。

ごぼうに含まれる水溶性食物繊維・イヌリンは、胃に入ると糖の吸収を抑え、血糖値の上昇を緩やかに。さらに腸内で発酵し、ビフィズス菌を増やして腸内をととのえてくれる効果も。抗酸化作用を逃さないため、水にさらさず調理します。

甘辛ごぼうスープ

材料（2人分）

- ごぼう —— 1/2本 ➡縦半分に切って斜め薄切り
- 鶏もも肉 —— 150g ➡1cm角に切る
- しいたけ —— 2枚 ➡石づきを取って薄切り
- 水 —— 400mℓ
- Ⓐ 練りごま（白）—— 大さじ1
  - しょうゆ —— 大さじ1/2
  - コチュジャン —— 大さじ1
  - みりん —— 小さじ1
- 豆苗 —— 1/2束 ➡根元を切り、3等分に切る
- ごま油 —— 小さじ1

作り方

1 鍋にごま油を入れて火にかけ、鶏肉の両面を色が変わるまで中火で焼く。ごぼうとしいたけを入れて炒める。

2 水を注ぎ入れ、弱めの中火で煮立て、Ⓐを加えて混ぜながら7分煮る。豆苗を加え、弱火で1分煮て火を止める。

269kcal | 塩分1.4g | 食物繊維4.2g | たんぱく質16.4g

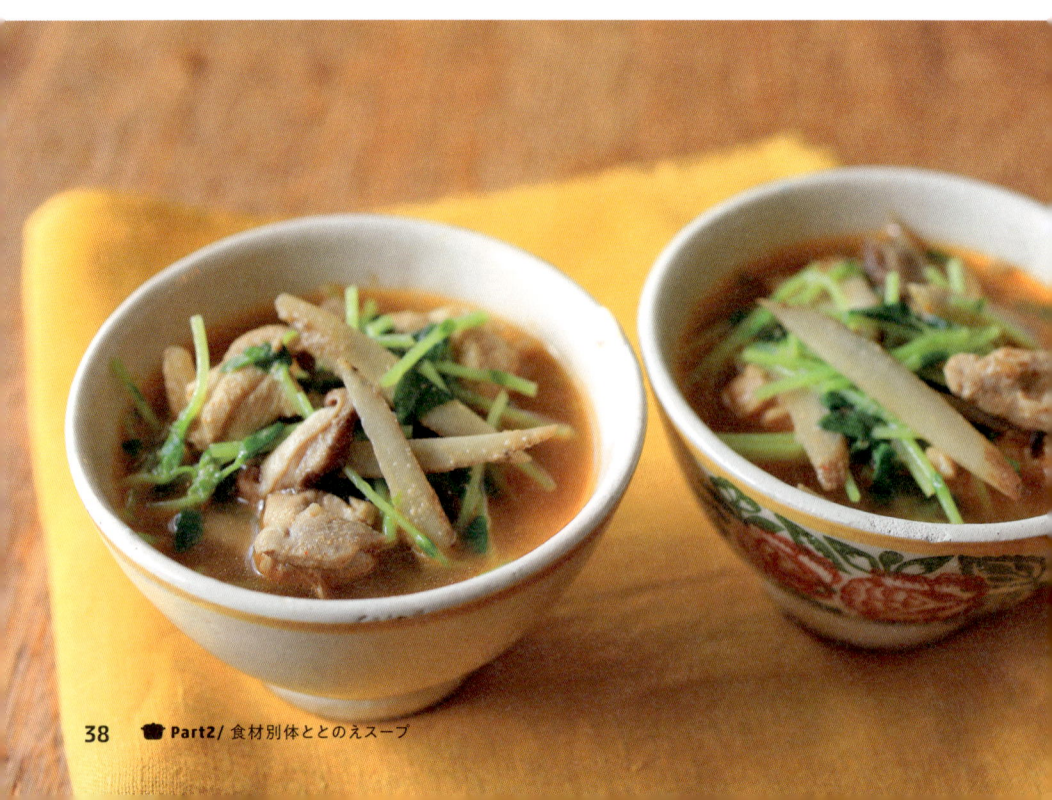

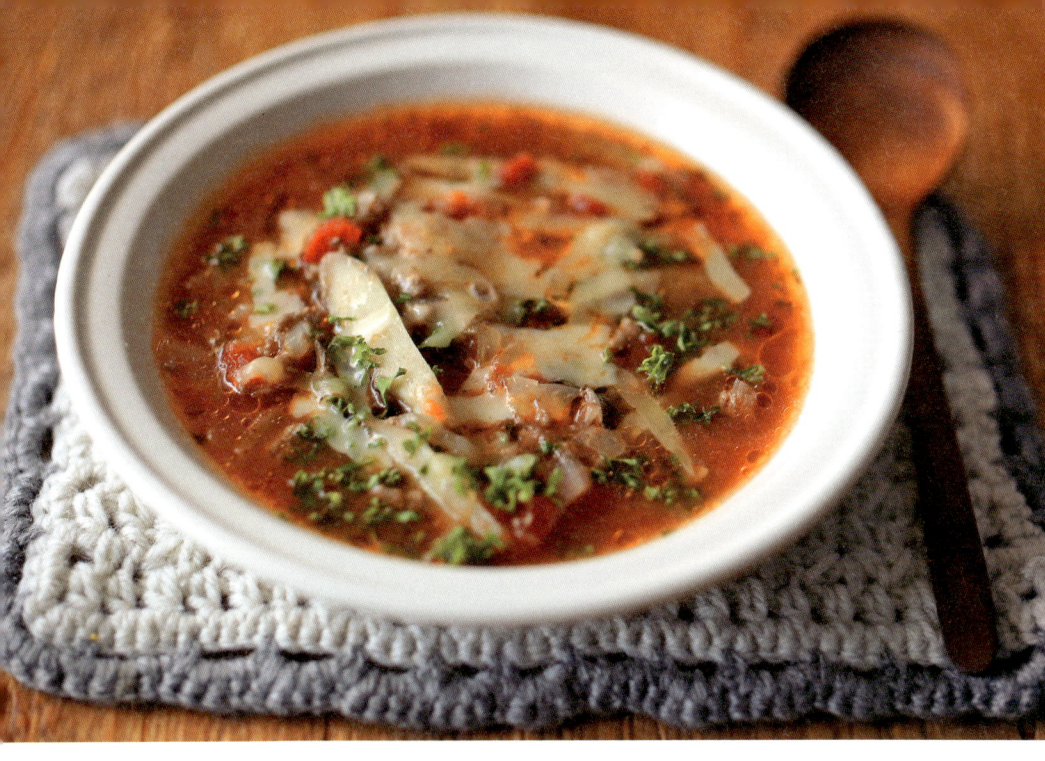

ごぼうとトマトチーズのスープ

ごぼうの断面を空気にさらすことで不溶性植物繊維リグニンが増えるので、
乱切りにしたあと、 しばらくおいておくのがコツ。 また、 パセリをどっさり
入れることで、 鉄を摂取できるレシピにしています。 茎まで刻んで入れてください。

材料（2人分）

ごぼう —— 1/2本 ➡5〜6cm長さの乱切り
合いびき肉 —— 120g
Ⓐ 玉ねぎの粗みじん切り —— 1/4個分
　にんにくのみじん切り —— 1片分
Ⓑ 梅干し —— 1個 ➡種を取り、
　　　包丁で叩いてペースト状にする
　水 —— 400ml
　トマト水煮缶（カットタイプ）—— 150g
　砂糖 —— 小さじ1
　しょうゆ —— 小さじ1
パセリのみじん切り —— 1枝分
ピザ用チーズ —— 15g
油 —— 小さじ1

作り方

1 鍋に油をひいて火にかけ、Ⓐを中火で炒め、玉ねぎが透き通ってきたらひき肉を加えて焼きつけ、大きめにほぐしながら炒める。ごぼうを入れて油が全体に回るまで炒め合わせる。

2 Ⓑを加え、混ぜながら全体をなじませたら、ふたをして弱めの中火で7〜8分煮る。

3 パセリを加えてひと煮立ちさせ、器に盛り、チーズをかける。

256kcal ｜ 塩分1.6g ｜ 食物繊維4.6g ｜ たんぱく質14.8g

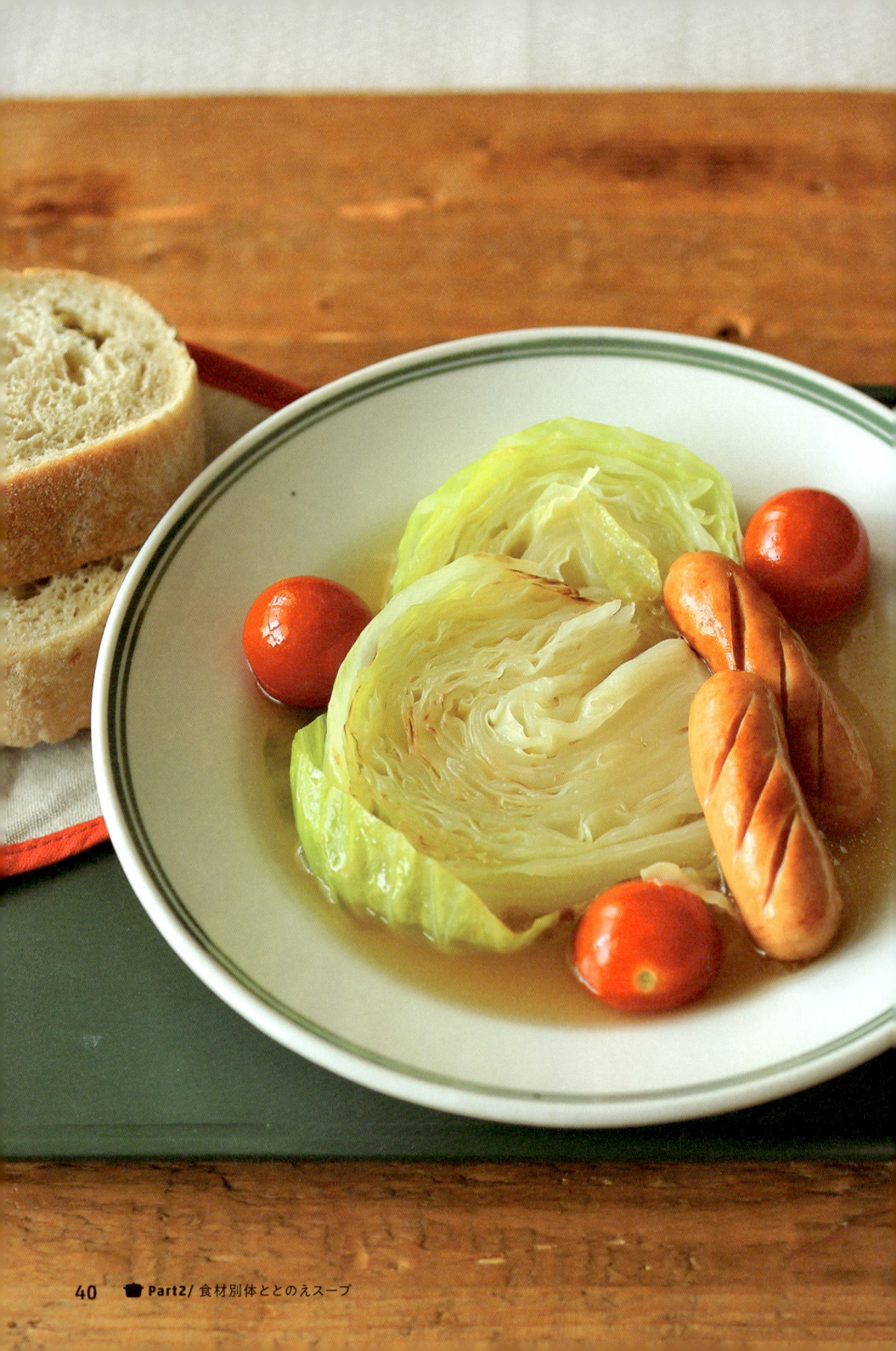

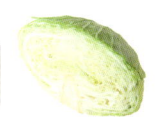

キャベツ

食物繊維のほか、カリウムや
骨を強くするビタミンKが含まれます。

キャベツとソーセージのポトフ風スープ

キャベツには胃腸薬の成分にもなっているビタミンU（キャベジン）が多く含まれ、
胃腸の粘膜を正常に保つ作用があります。 胃もたれなどして食欲がないときに、
食べてほしい一皿。 好みで、 粗挽き黒こしょうをふってもおいしいです。

材料（2人分）

キャベツ — 1/4個
➡芯をつけたまま4等分のくし形切りにする

ウインナーソーセージ — 4本
➡斜めに3本ほど切り込みを入れる

ミニトマト — 6個 ➡ヘタを取る

Ⓐ 水 — 500㎖
　昆布（5㎝角） — 1枚
　ローリエ（あれば） — 1枚

塩 — 小さじ1/2

バター — 15g

作り方

1 鍋にバターを入れ、中火で溶かし、キャベツを並べ入れて焼く。裏返したらⒶを入れる。

2 煮立ったら火を弱めてソーセージを加え、ふたをして7〜8分煮る。塩で味を調え、ミニトマトを加えて火を止める。

195kcal ｜ 塩分1.8g ｜ 食物繊維3.2g ｜ たんぱく質5.9g

体ととのえMemo

キャベツは内側よりも外葉にカロテンやビタミンCが多く含まれます。特にビタミンCは外葉と芯の部分に多く含まれているので、外葉と芯は捨てずによく洗って使いきることをおすすめします。また、発毛促進やストレス緩和にも作用する葉酸も含まれます。いずれも水溶性なので、スープで食べるのが適しています。

キャベツとサーモンのレモンクリームスープ

バターの風味とレモンの爽やかさ、ミルクのコクをベースに食べるサーモンのスープは、
メイン料理のようなボリュームとおいしさ。キャベツに含まれる、むくみ取りに作用する
カリウムは、水溶性なので、スープは最適な食べ方です。

材料（2人分）

キャベツ —— 3〜4枚 ➡芯を取って3cm角に切る

サーモン —— 2切れ ➡3等分のそぎ切り

玉ねぎ —— 1/3個 ➡薄切り

水 —— 200㎖

牛乳 —— 200㎖

レモン果汁 —— 大さじ1/2

レモンの輪切り —— 3枚 ➡半月切り

薄力粉 —— 適量

塩・こしょう —— 各適量

粗挽き黒こしょう —— 少々

バター —— 5g

油 —— 大さじ1/2

作り方

1 サーモンは塩、こしょう各少々と薄力粉を全体に
まぶす。

2 鍋に油を入れて中火で熱し、サーモンの両面を
焼いて一度取り出す。同じ鍋にバターを入れて中
火で熱し、玉ねぎを入れ、透き通るまで炒めたら、
キャベツを加えて全体を炒め合わせる。

3 水を加えてふたをし、煮立ったらサーモンを戻し
入れ、塩小さじ1/2を加え、崩さないように弱
火で5分煮る。牛乳を加えてさらに1〜2分煮て、
レモン果汁を加えて軽く煮る。器に盛り、レモン
の半月切りを3枚のせて粗挽きこしょうをふる。

331kcal ┃ 塩分1.9g ┃ 食物繊維2.4g ┃ たんぱく質21.0g

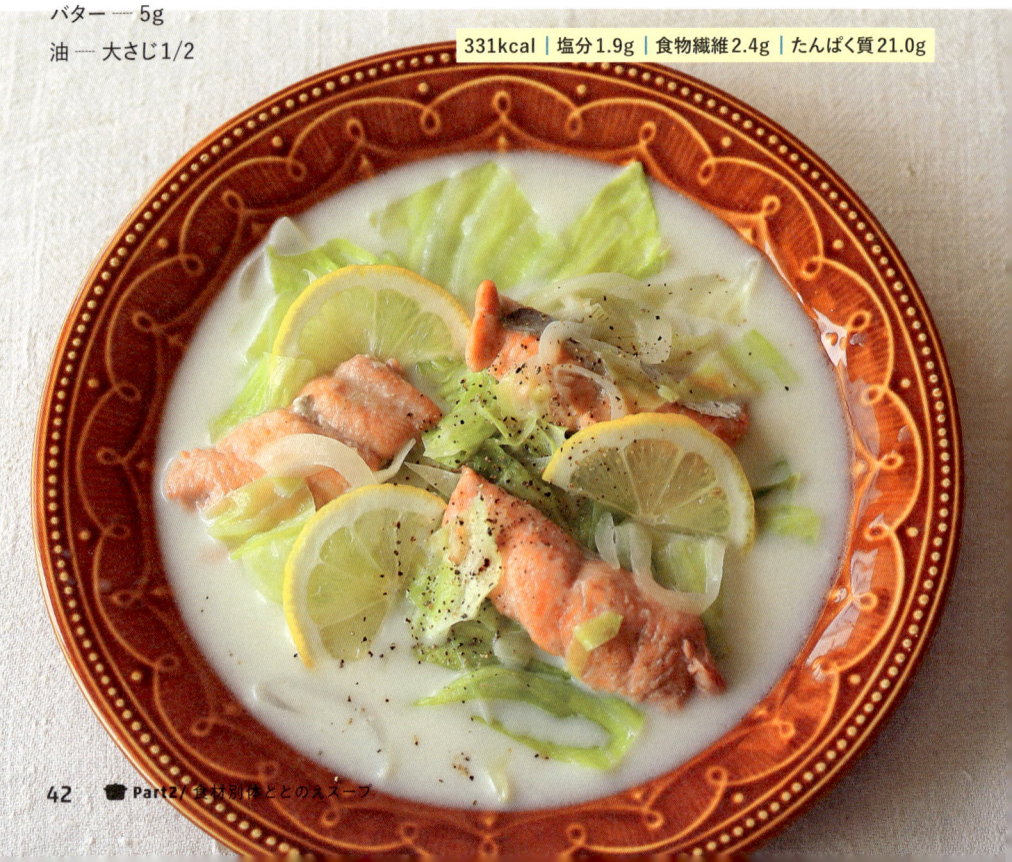

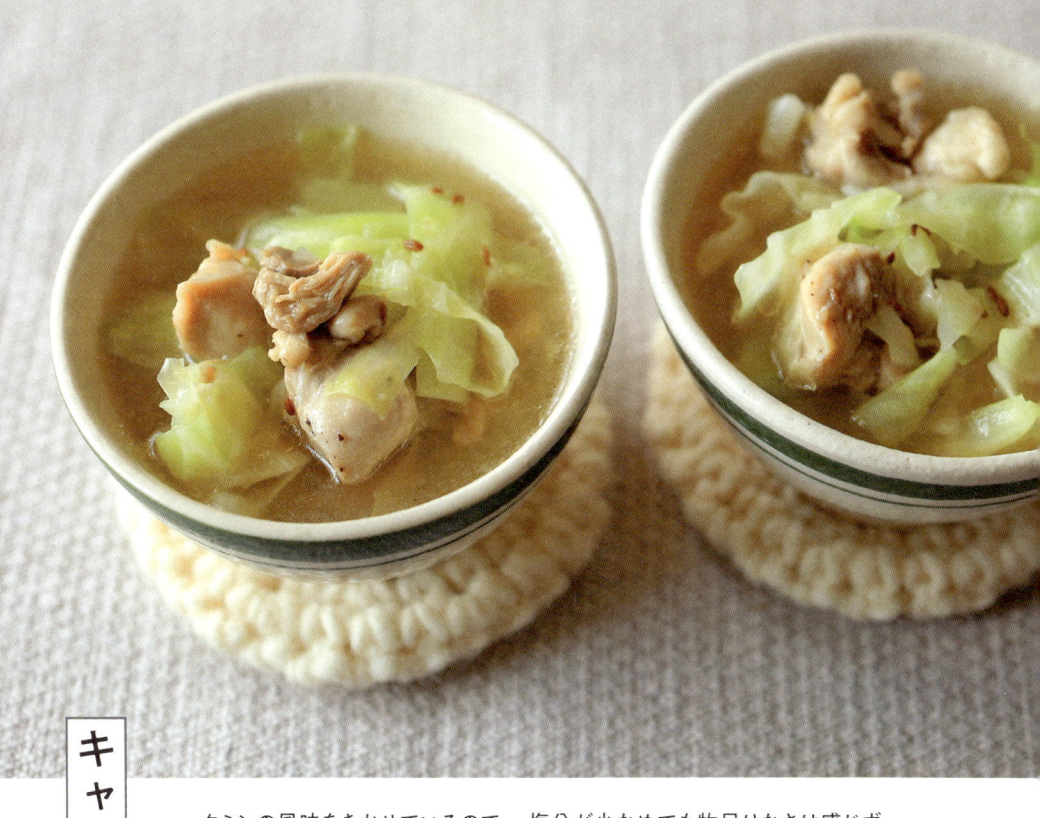

クミンの風味をきかせているので、塩分が少なめでも物足りなさは感じず、おいしくいただけます。また、キャベツは脂溶性のビタミンKを含むので、油で炒めて調理することで吸収もアップします。

材料（2人分）

キャベツ —— 3〜4枚
　➡芯を取って1cm幅に切る

鶏もも肉 —— 120g ➡ひと口大に切る

Ⓐ 塩・こしょう —— 各少々
　　 酒・片栗粉 —— 各小さじ1

クミンシード —— 小さじ1

にんにくの粗みじん切り —— 1/2片分

水 —— 400mℓ

しょうゆ —— 小さじ1

塩・こしょう —— 各少々

油 —— 大さじ1/2

作り方

1 鶏肉にⒶをもみ込む。

2 鍋に油とクミンを入れて弱火にかけ、沸々としてきたら火を少し強めてにんにくと鶏肉を炒める。

3 肉の色が変わってきたら、キャベツを加えて全体に油が回るまで炒める。水を加え、煮立ったらアクを取る。しょうゆを回し入れ、塩、こしょうで味を調え、6〜7分煮る。

175kcal｜塩分1.2g｜食物繊維2.0g｜たんぱく質11.7g

玉ねぎ

抗酸化作用のあるケルセチンや、整腸作用を助けるオリゴ糖に注目！

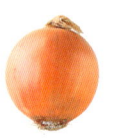

玉ねぎののりかきたまスープ

玉ねぎはオリゴ糖を豊富に含み、腸内で有用菌のエサとなり、腸内環境をととのえます。さらに、のりには新陳代謝を活性化し免疫を上げる亜鉛が豊富です。体が重い、疲れ気味、風邪気味のときにぜひ飲んでください。

材料（2人分）

玉ねぎ …… 1個 → 1cm幅のくし形切り
焼きのり（全形）…… 1枚 → 細かくちぎる
卵 …… 1個 → 溶きほぐす
水 …… 400㎖
塩 …… 小さじ1/4
しょうゆ …… 小さじ1
片栗粉 …… 小さじ2
三つ葉 …… 1/2束 → 3cmの長さに切る

作り方

1 鍋に玉ねぎと水を入れて中火にかけ、煮立ったら、塩、しょうゆを加えて火を少し弱め、ふたをして3〜4分煮る。

2 倍量の水（分量外）で溶いた片栗粉を加えて混ぜながらとろみをつけたら、三つ葉の茎の部分を加えてひと混ぜする。

3 溶き卵は菜箸を伝わらせて流し入れ、すぐにのりを加える。卵がふんわりと半熟状になったら火を止め、残りの三つ葉を散らして余熱で火を通す。

83kcal ｜ 塩分1.3g ｜ 食物繊維2.1g ｜ たんぱく質4.9g

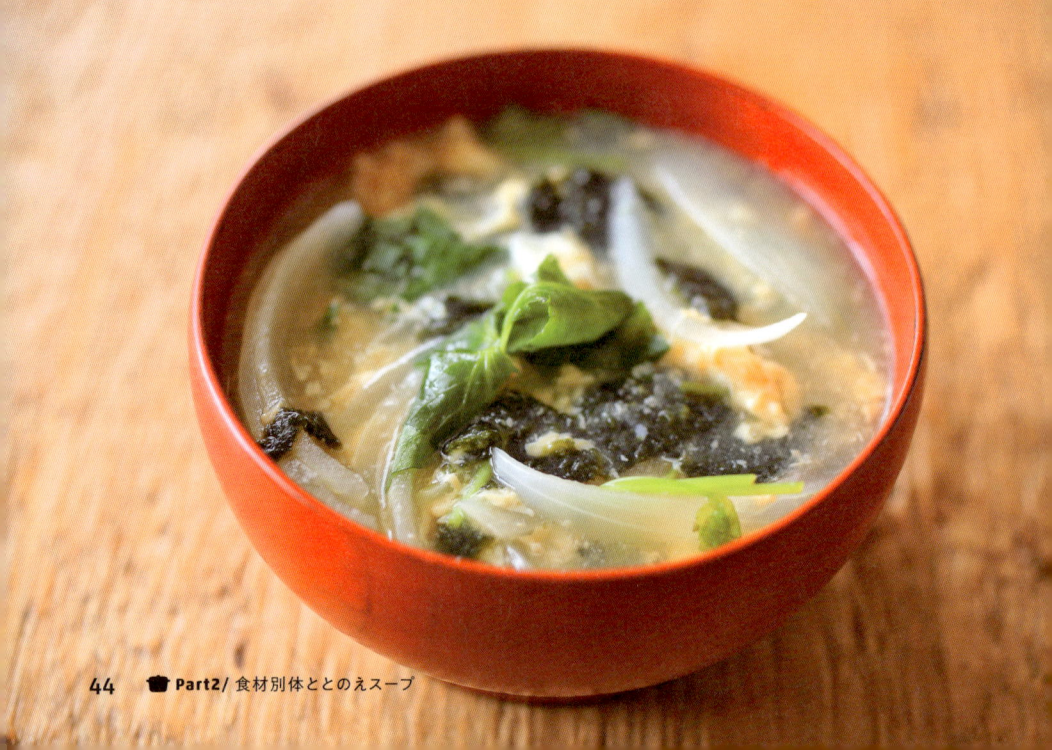

焼き玉ねぎと厚揚げの塩昆布スープ

良質なたんぱく質、カルシウムや鉄が豊富な厚揚げと、食物繊維が豊富な玉ねぎで作る、
シンプルだけれど栄養価の高いスープ。塩昆布からのおいしいだしと、
ごま油の風味が食欲をそそります。好みで青ねぎを散らしてもおいしい。

材料（2人分）

玉ねぎ —— 1個 ➡芯を残したまま
　　8等分のくし形切り

厚揚げ —— 1枚（150g）➡ペーパータオルに
　　挟んで余分な油を取り、ひと口大に切る

Ⓐ 水 —— 400㎖
　 酒 —— 大さじ1
　 塩昆布 —— 10g ➡粗く刻む

Ⓑ しょうゆ —— 大さじ1/2
　 みりん —— 小さじ1

ごま油 —— 小さじ2

作り方

1 鍋にごま油を入れて中火にかけ、玉ねぎを
並べ入れる。焼き目がついたら上下を返し
てはしに寄せ、厚揚げを並べ入れて両面に
焼き目をつける。

2 Ⓐを入れて煮立て、Ⓑを加えて5分煮る。

222kcal ｜ 塩分1.6g ｜ 食物繊維2.6g ｜ たんぱく質11.8g

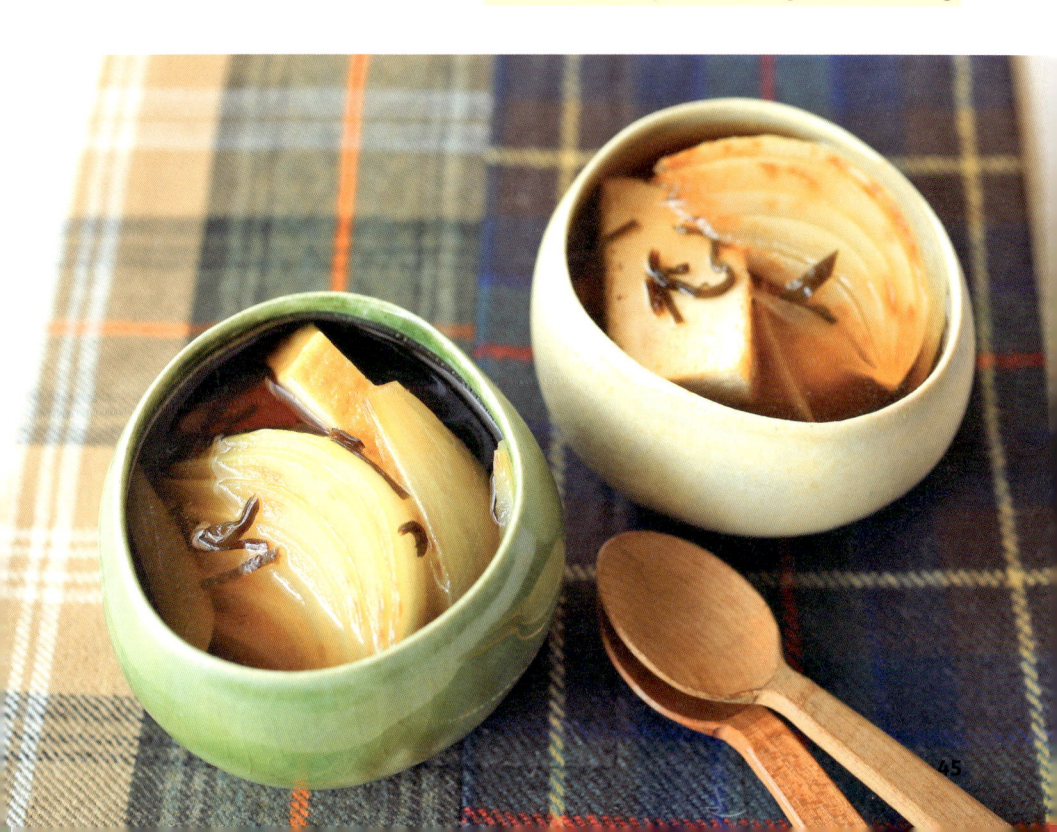

れんこん

胃の粘膜を保護し、たんぱく質の消化吸収を助けるペクチンを含みます。

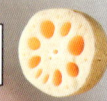

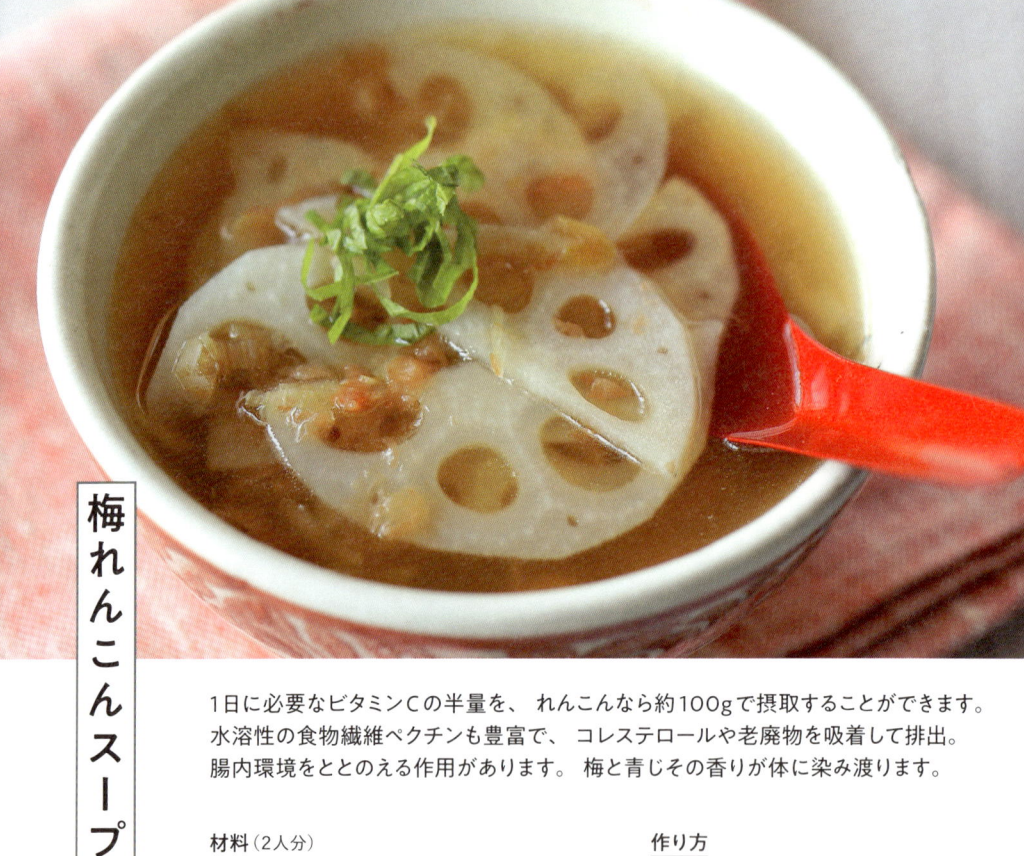

梅れんこんスープ

1日に必要なビタミンCの半量を、れんこんなら約100gで摂取することができます。水溶性の食物繊維ペクチンも豊富で、コレステロールや老廃物を吸着して排出。腸内環境をととのえる作用があります。梅と青じその香りが体に染み渡ります。

材料（2人分）

れんこん —— 120g ➡️皮をむき、薄めの半月切り
梅干し —— 2個 ➡️種を除いて粗く叩く
Ⓐ 長ねぎ —— 5㎝ ➡️みじん切り
　 かつお節 —— 1袋（4g）
　 みりん —— 小さじ1
水 —— 400㎖
しょうゆ —— 小さじ1
青じそ —— 1枚 ➡️細切り
ごま油 —— 大さじ1/2

作り方

1. 梅干しとⒶをよく混ぜる。

2. 鍋にごま油を入れて中火にかけ、れんこんが透き通ってくるまで炒め、水を注ぎ入れる。

3. 煮立ったら1としょうゆを加えて混ぜ、2分煮る。器に盛り、青じそを散らす。

83kcal｜塩分1.6g｜食物繊維1.6g｜たんぱく質3.1g

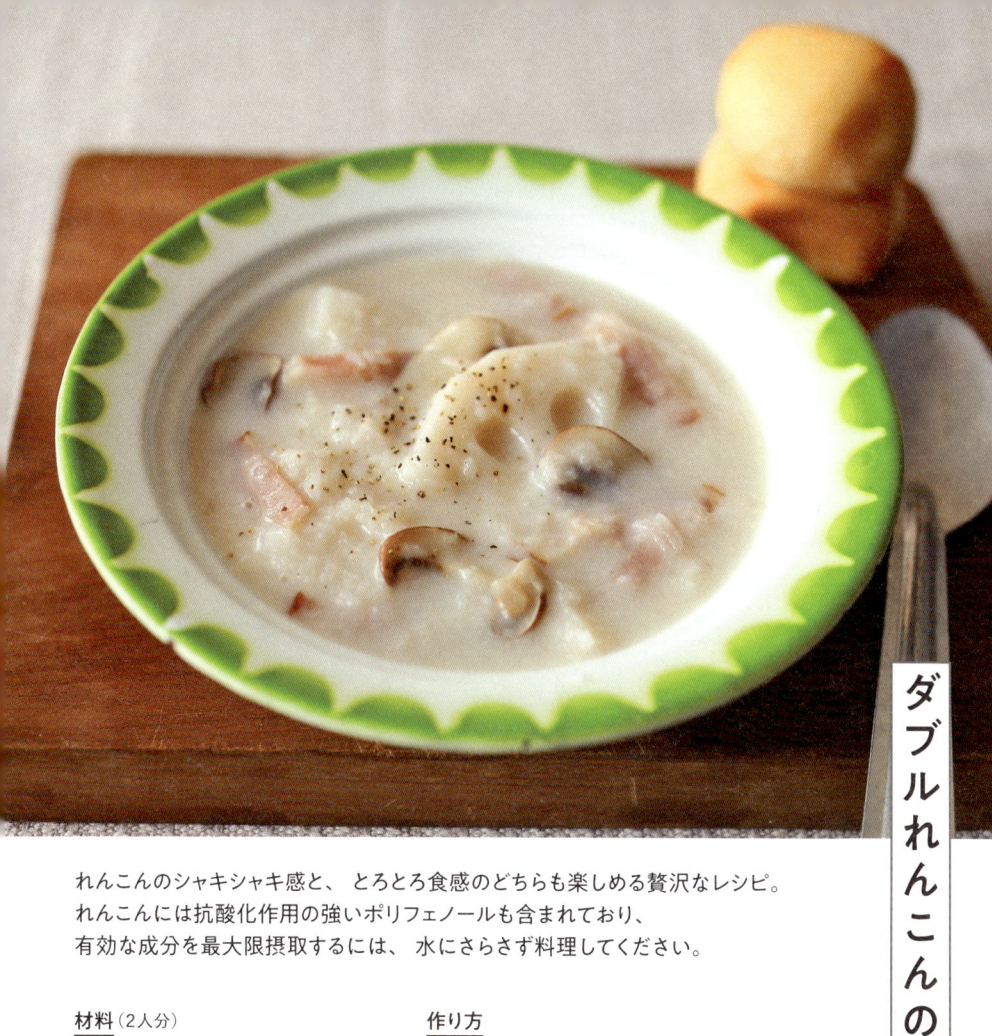

ダブルれんこんのペッパーポタージュ

れんこんのシャキシャキ感と、とろとろ食感のどちらも楽しめる贅沢なレシピ。
れんこんには抗酸化作用の強いポリフェノールも含まれており、
有効な成分を最大限摂取するには、水にさらさず料理してください。

材料（2人分）

れんこん —— 200g

ベーコン —— 1枚 ➡5㎜幅の細切り

マッシュルーム —— 4個 ➡薄切り

水 —— 200㎖

Ⓐ 牛乳 —— 200㎖

白みそ —— 小さじ1

こしょう —— 小さじ1/3〜1/2

塩 —— 小さじ1/3

油 —— 小さじ1

作り方

1 れんこんは皮をむき、1/3量は1㎝幅のいちょう切りにし、残りはすりおろす。

2 鍋に油とベーコンを入れて中火にかけ、ベーコンから脂が出てきたら、**1**のいちょう切りしたれんこんとマッシュルームを入れて炒める。

3 れんこんに油が回ってきたら、水を加えてふたをして煮る。煮立ったら、残りのすりおろしたれんこんを加え、時々混ぜながら2〜3分煮る。

4 Ⓐを加え、混ぜながら1〜2分煮る。

169kcal｜塩分1.5g｜食物繊維2.6g｜たんぱく質7.3g

大根と鶏手羽の高菜スープ

高菜漬けには植物性の乳酸菌が豊富なので腸内を整えてくれます。また鶏手羽は骨から使うことで、おいしいだしとコラーゲンがたっぷり染み出します。その旨みを吸った大根は、たまらなくおいしいです。

材料（2人分）

- 大根 —— 200g ➡7〜8mm幅のいちょう切り
- 鶏手羽中 —— 6本 ➡骨に沿って切り込みを入れる
- 高菜漬け —— 40g ➡細かく刻む
- しょうが —— 1/2片 ➡みじん切り
- 酒 —— 大さじ1
- 水 —— 450mℓ
- 塩・こしょう —— 各少々
- 砂糖・しょうゆ —— 各小さじ1/2
- ごま油 —— 小さじ1
- 一味唐辛子 —— 適量

作り方

1. 鶏手羽は塩、こしょうをもみ込む。

2. 鍋にごま油を入れて中火にかけ、鶏手羽の皮を下にして並べ、焼き目がつくまで両面焼く。

3. 高菜としょうがを加えて炒め合わせ、酒を入れてアルコール分が飛んだら、水と大根を加えて煮る。煮立ったらアクを取り、砂糖としょうゆを加え、火が通るまでふたをして6〜7分煮る。一味をふる。

165kcal ｜ 塩分1.4g ｜ 食物繊維2.2g ｜ たんぱく質11.6g

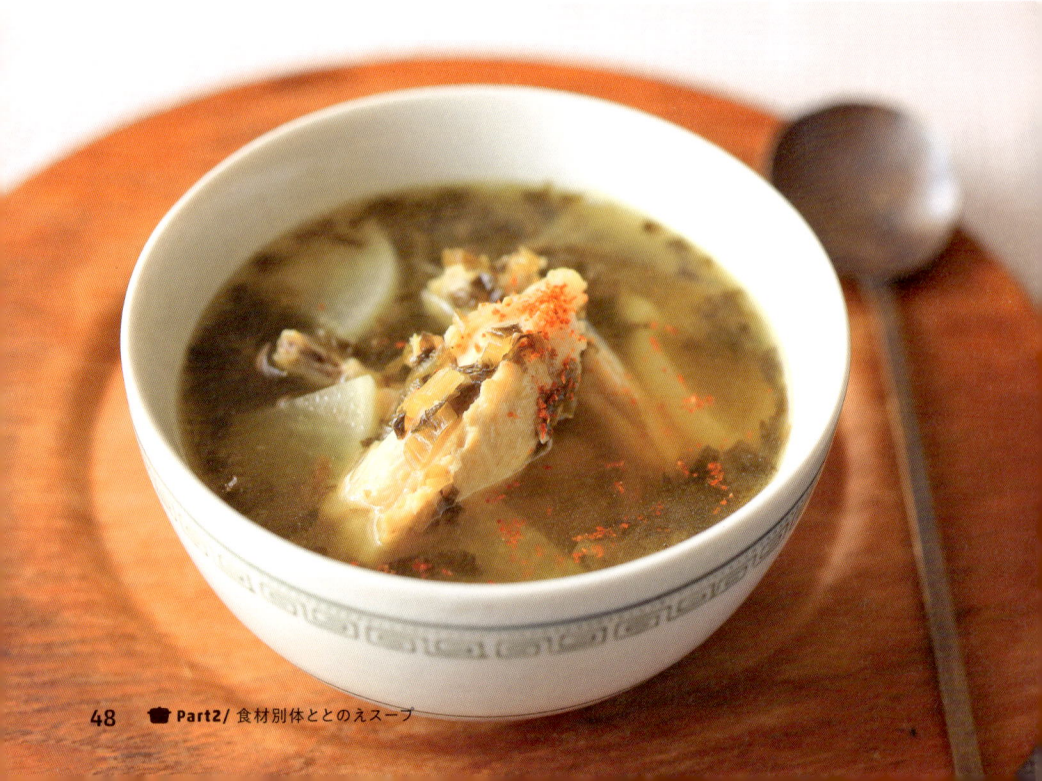

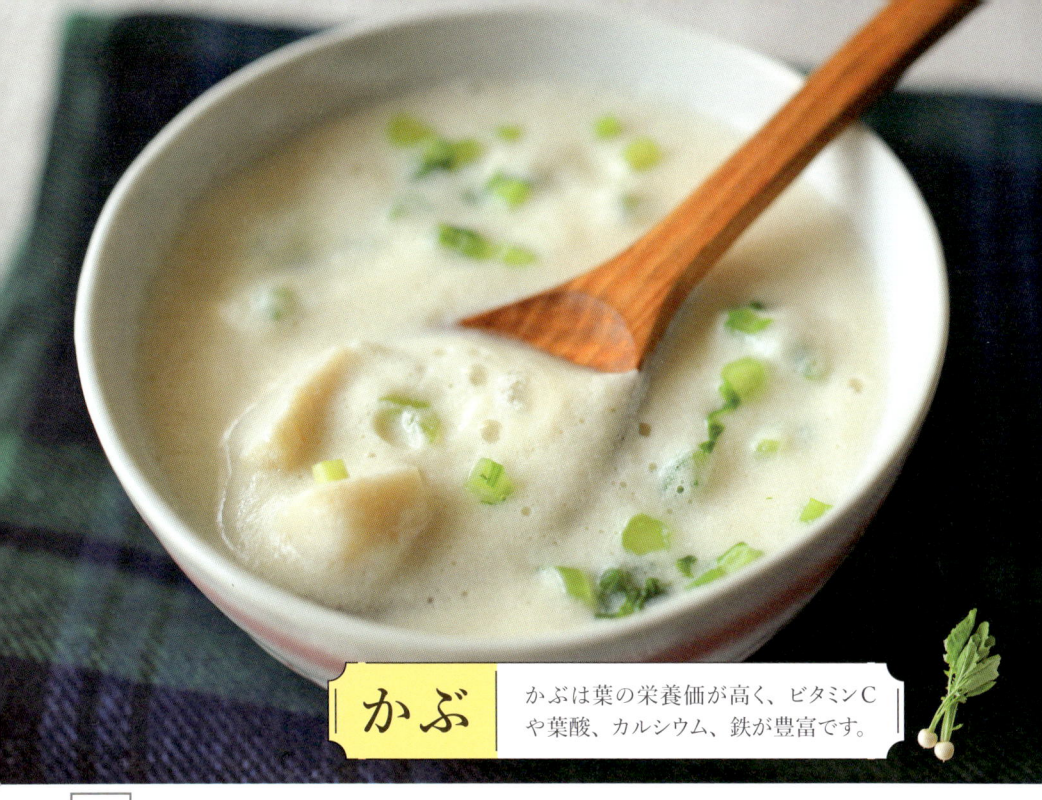

かぶ

かぶは葉の栄養価が高く、ビタミンC や葉酸、カルシウム、鉄が豊富です。

かぶとほたてのポタージュ風

白みそと豆乳ベースの、 まろやかで心のこりもほぐれるようなやさしい味の スープです。 栄養価の高いかぶの葉もたっぷり入れて。 ほたてには、 疲労回復に働きかけるタウリンや亜鉛が含まれています。

材料（2人分）

かぶ ── 3個

かぶの葉 ── 2個分

ほたて貝柱 ── 4個（120g）

水 ── 200㎖

Ⓐ 無調整豆乳 ── 200㎖

白みそ ── 小さじ2

塩 ── 小さじ1/4

こしょう ── 少々

バター ── 20g

作り方

1 かぶの葉は半分に切ってラップで包み、電子レンジで1分加熱する。水にさらして細かく刻み、水けをきる。

2 かぶは皮をむき、半分に切って薄切りにする。

3 鍋にバターを入れて中火でかぶを炒め、油が全体に回ったら水を加える。ふたをして5分煮たら粗熱をとる。

4 **3**をミキサーで撹拌し、なめらかになったら鍋に戻し入れる。ひと口大に切ったほたてを加え、中火でひと煮立ちさせる。Ⓐを加えてふたはせずに2〜3分煮る。塩、こしょうを加え、**1**を散らす。

204kcal ｜ 塩分1.5g ｜ 食物繊維3.1g ｜ たんぱく質15.8g

白菜

多く含むカリウムは、余分なナトリウムを排出して血圧を下げる作用があります。

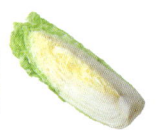

旨み成分のグルタミン酸が豊富な白菜をたっぷり使ったスープ。美肌作りや疲労回復に役立つビタミンB群もたっぷり。粒々の明太子が白菜にしっかりからまるように片栗粉を入れました。好みで刻みのりを散らし、磯の香りをきかせても。

白菜の明太豆乳スープ

材料（2人分）

白菜 —— 2枚 ➡縦半分に切ってから横に細切り

辛子明太子 —— 大1/2腹
　➡薄皮に切り目を入れて身をしごき出す

無調整豆乳 —— 200㎖

水 —— 200㎖

Ⓐ 油揚げ —— 1枚 ➡縦半分に切ってから細切り
　 しょうゆ —— 小さじ1/2

片栗粉 —— 小さじ2

作り方

1 鍋に白菜と水を入れ、ふたをして中火にかける。煮立ったら弱火にし、Ⓐを加え、ふたをして6分ほど煮る。

2 豆乳と、倍の水（分量外）で溶いた片栗粉を加えて混ぜながら温め、とろみがついてきたら明太子を加え、軽く混ぜて火を止める。

157kcal｜塩分1.8g｜食物繊維1.7g｜たんぱく質14.4g

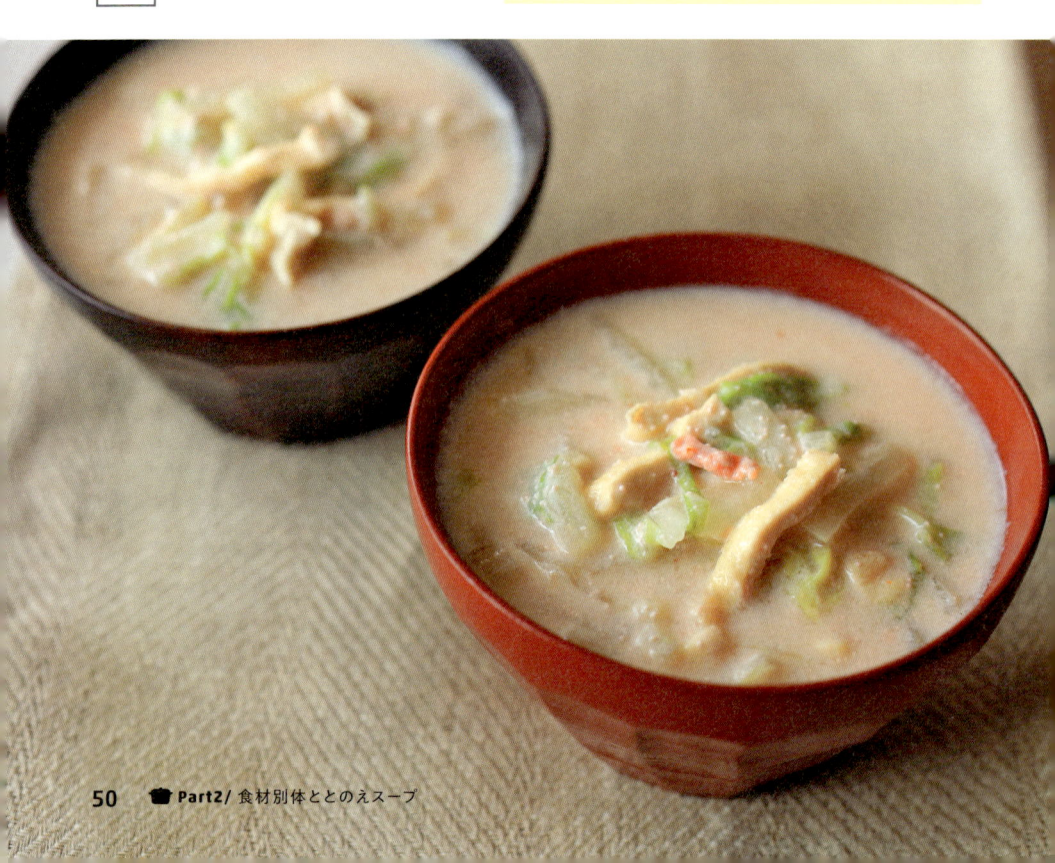

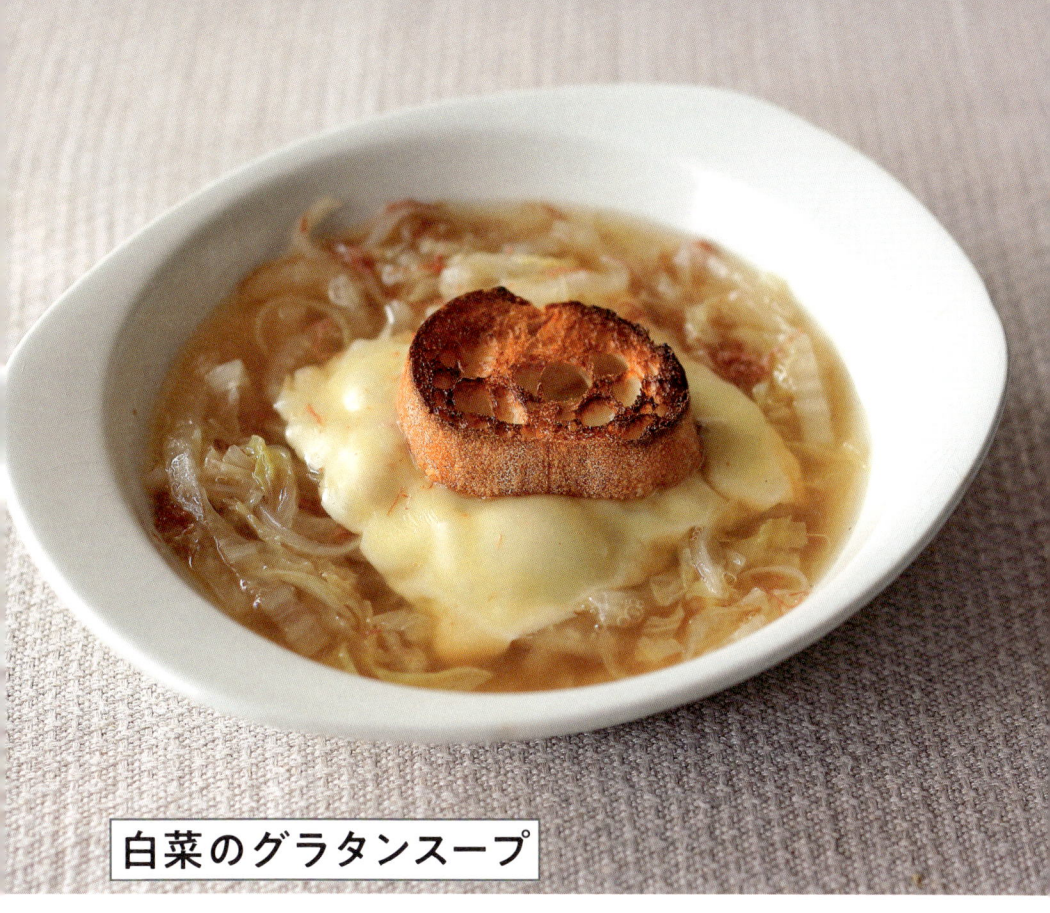

白菜のグラタンスープ

人気のオニオングラタンスープをイメージして、白菜でオーブンを使わず作ってみました。
白菜は、細切りにして加熱することでとろとろに。コンビーフとチーズの相性も抜群。
コンビーフには、不足しがちな亜鉛や鉄が含まれています。

材料（2人分）

白菜 …… 2枚 ➡縦半分に切ってから横に細切り

Ⓐ 玉ねぎ …… 1/3個 ➡薄切り

　 コンビーフ …… 1/2缶（50g）➡ほぐす

　 白ワイン …… 大さじ2

水 …… 400㎖

Ⓑ しょうゆ …… 小さじ1

　 砂糖 …… 小さじ1/2

　 塩・こしょう …… 各少々

バゲット …… 2枚 ➡こんがり焼く

スライスチーズ（溶けるタイプ）…… 1枚

作り方

1 耐熱ボウルにⒶを入れ、ラップをふんわりとかけて電子レンジで3分加熱する。

2 鍋に水と白菜を入れて強めの中火にかけ、煮立ったら1とⒷを入れて混ぜ、ふたをして弱火で5分煮る。

3 器に盛り、半分に切ったチーズ、バゲットをのせる。

160kcal │ 塩分1.7g │ 食物繊維2.2g │ たんぱく質9.9g

じゃがいも

食物繊維、ビタミンC、ビタミンB₂・B₆、カリウムを含みます。

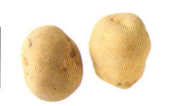

じゃがいもと塩鮭のしょうがヨーグルトスープ

みそにヨーグルト？　と驚かれるかもしれませんが、発酵食品どうし相性がよく、まろやかなみそスープとなるのです。栄養バランスも抜群で、鮭のアスタキサンチンは美肌作りを応援。ヨーグルトは、加熱しすぎないよう、入れたらすぐ火を止めてください。

材料（2人分）

じゃがいも ── 2個

塩鮭（甘口）── 2切れ　➡骨を取り除いて3等分に切る

しょうがのみじん切り ── 1片分

水 ── 350㎖

グリーンアスパラガス ── 3本　➡下半分をピーラーで皮をむき、2㎝長さに切る

Ⓐ みそ ── 小さじ2
　 みりん ── 小さじ1

プレーンヨーグルト ── 100g

油 ── 大さじ1/2

作り方

1 じゃがいもは皮付きのままよく洗い、1個ずつラップで包み、電子レンジで3分加熱する。皮をむいてひと口大に切る。

2 鍋に油としょうがを入れて中火で炒め、香りが立ったら鮭をさっと焼き、じゃがいもと水を加えてふたをして煮る。煮立ったら火を弱め、時々混ぜながらに5分煮る。

3 アスパラガスとⒶを加えてみそを溶け混ぜ、2分ほど煮る。じゃがいもの角が崩れてきたら、ヨーグルトを混ぜる。

295kcal ｜ 塩分1.6g ｜ 食物繊維14.1g ｜ たんぱく質21.6g

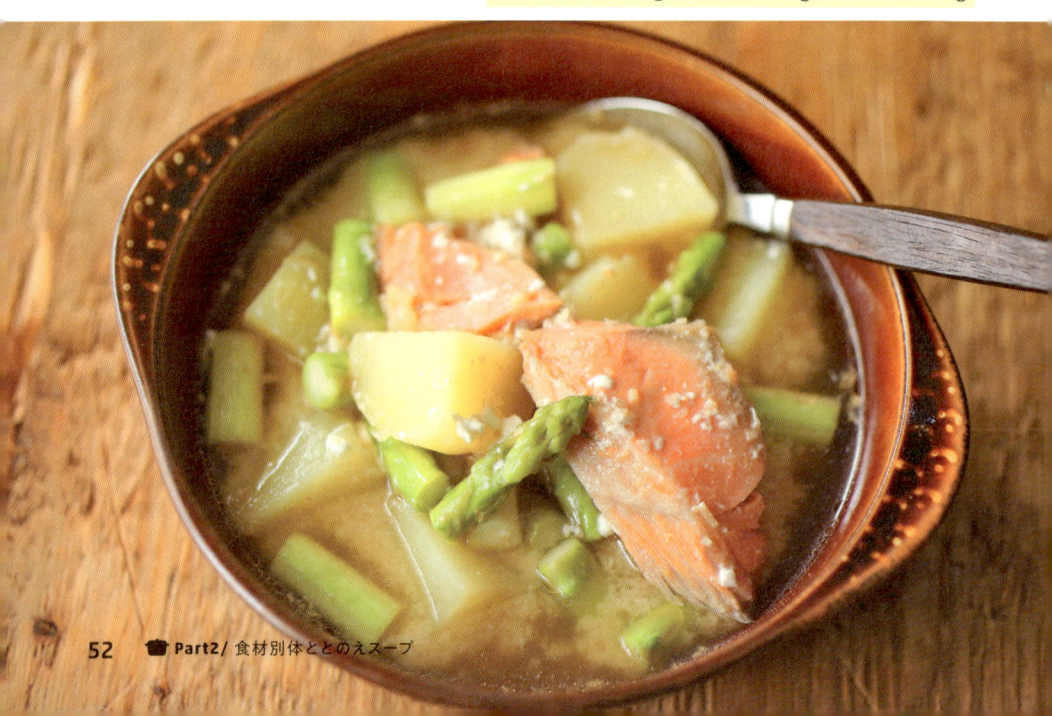

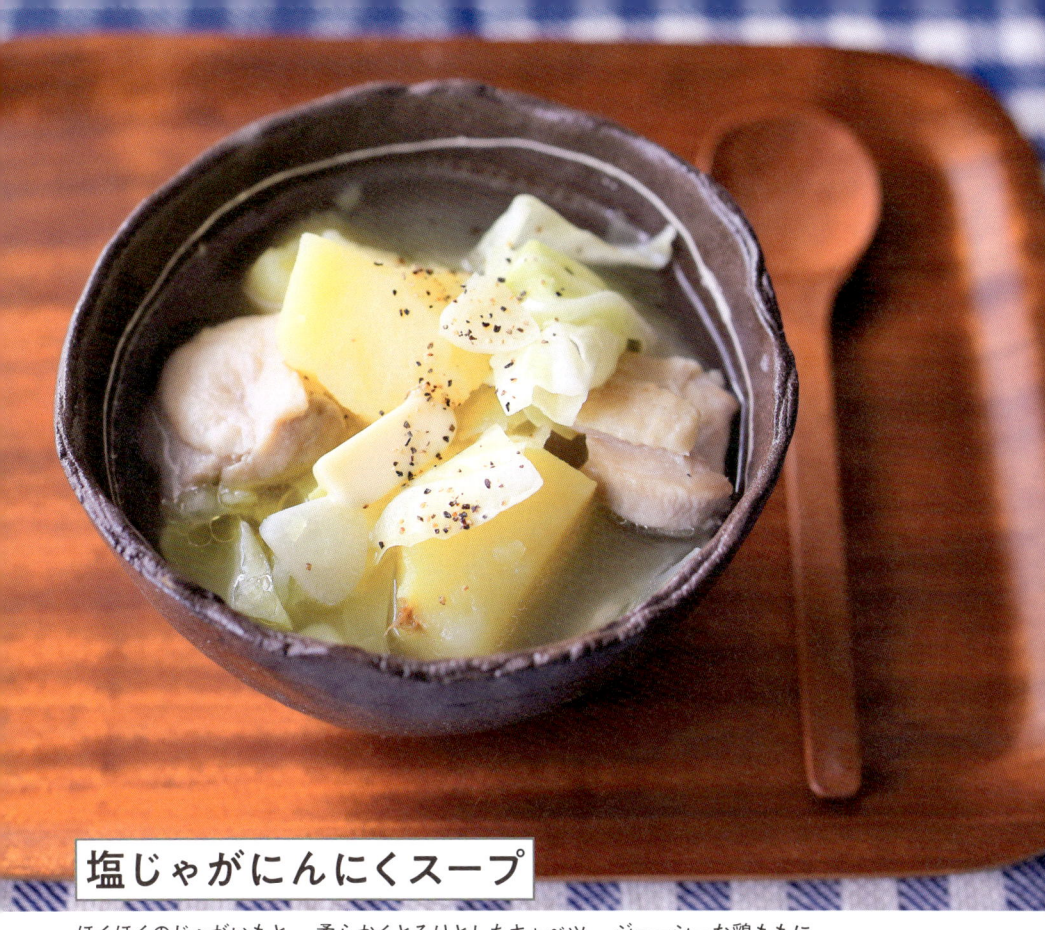

塩じゃがにんにくスープ

ほくほくのじゃがいもと、柔らかくとろりとしたキャベツ、ジューシーな鶏ももに、
にんにくバターをきかせた塩じゃがスープ。あまりのおいしさに、多めに作って遠慮なく
食べたい一品。じゃがいもに含まれるビタミンCは加熱しても失われにくいのもいいところ。

材料（2人分）

じゃがいも —— 2個

にんにく —— 1片 ➡薄切り

鶏もも肉 —— 120g ➡1cm角に切る

キャベツ —— 2枚 ➡芯を取ってひと口大のざく切り

酒 —— 大さじ1

水 —— 450㎖

塩 —— 小さじ1/2

バター —— 10g

粗挽き黒こしょう —— 適量

油 —— 小さじ1

作り方

1 じゃがいもは皮付きのままよく洗い、1個ずつラップで包み、電子レンジで3分加熱する。皮をむいてひと口大に切る。

2 鍋に油を入れて中火にかけ、鶏肉を入れて炒め、肉の色が変わったら酒を加える。にんにく、キャベツ、じゃがいも、水を入れ、ふたをして中火で5〜6分煮る。塩を加えて味を調え、器に盛り、バターをのせ、粗挽きこしょうをふる。

283kcal ｜ 塩分 1.7g ｜ 食物繊維 14.7g ｜ たんぱく質 13.8g

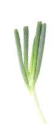

長ねぎ

青い部分にはカルシウムやビタミン K、
白い部分には硫化アリルが含まれます。

焼きねぎと豚肉の、わかめラー油スープ

加熱し、甘くとろりとした長ねぎと、わかめの風味はよく合います。
わかめには、有用菌のエサとなり腸内環境をととのえたり、血糖値の急上昇を
抑えてくれる水溶性食物繊維が含まれているので、まめに食べたいスープです。

材料（2人分）

長ねぎ ── 1本 **➡3cm長さに切る**

豚こま切れ肉 ── 120g **➡大きければ半分に切る**

乾燥カットわかめ ── 5g

Ⓐ 水 ── 450㎖
　 酒 ── 大さじ1
　 しょうゆ ── 小さじ1強
　 みりん ── 小さじ1/2

塩 ── 小さじ1/5

水菜 ── 1株 **➡3cm長さに切る**

炒り白ごま ── 適量

ラー油 ── 小さじ1/2〜1

ごま油 ── 大さじ1/2

作り方

1 鍋にごま油をひいて中火で熱し、豚肉をほぐしながら炒め、色が変わってきたら長ねぎを並べ入れ、焼き色がつくまで時々転がしながら焼く。

2 Ⓐを加えて煮立て、アクを取り、わかめを加えてひと混ぜする。ふたをして弱めの中火で4〜5分煮る。塩で調味し、水菜を加えてさっと煮たら火を止め、白ごまをふり、ラー油を回し入れる。

176kcal ｜ 塩分1.6g ｜ 食物繊維2.2g ｜ たんぱく質13.7g

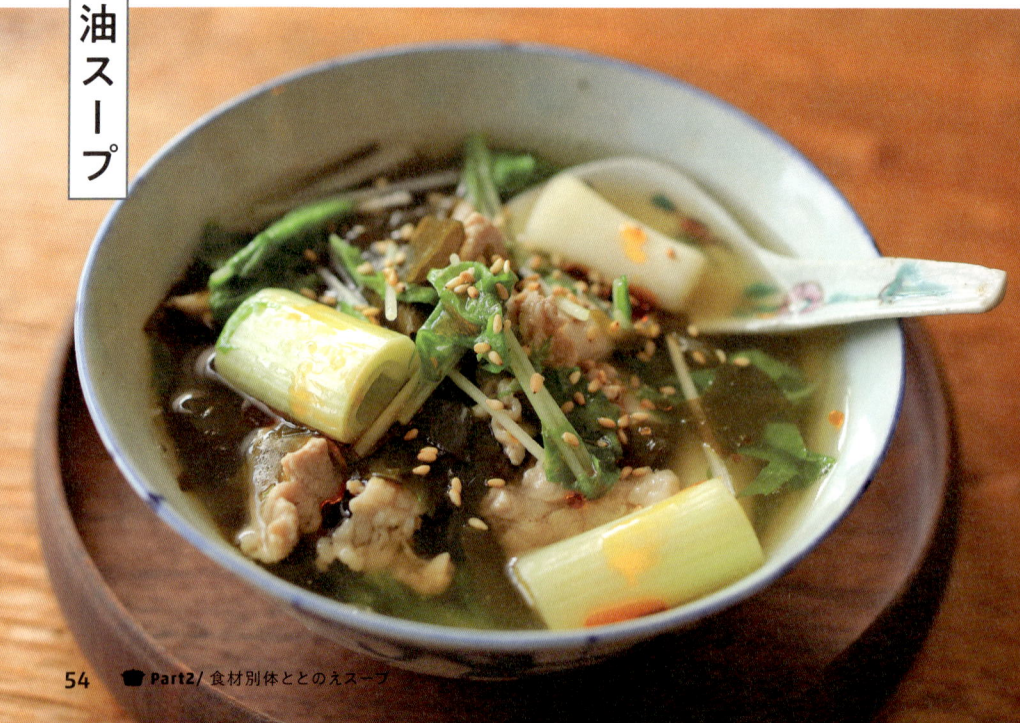

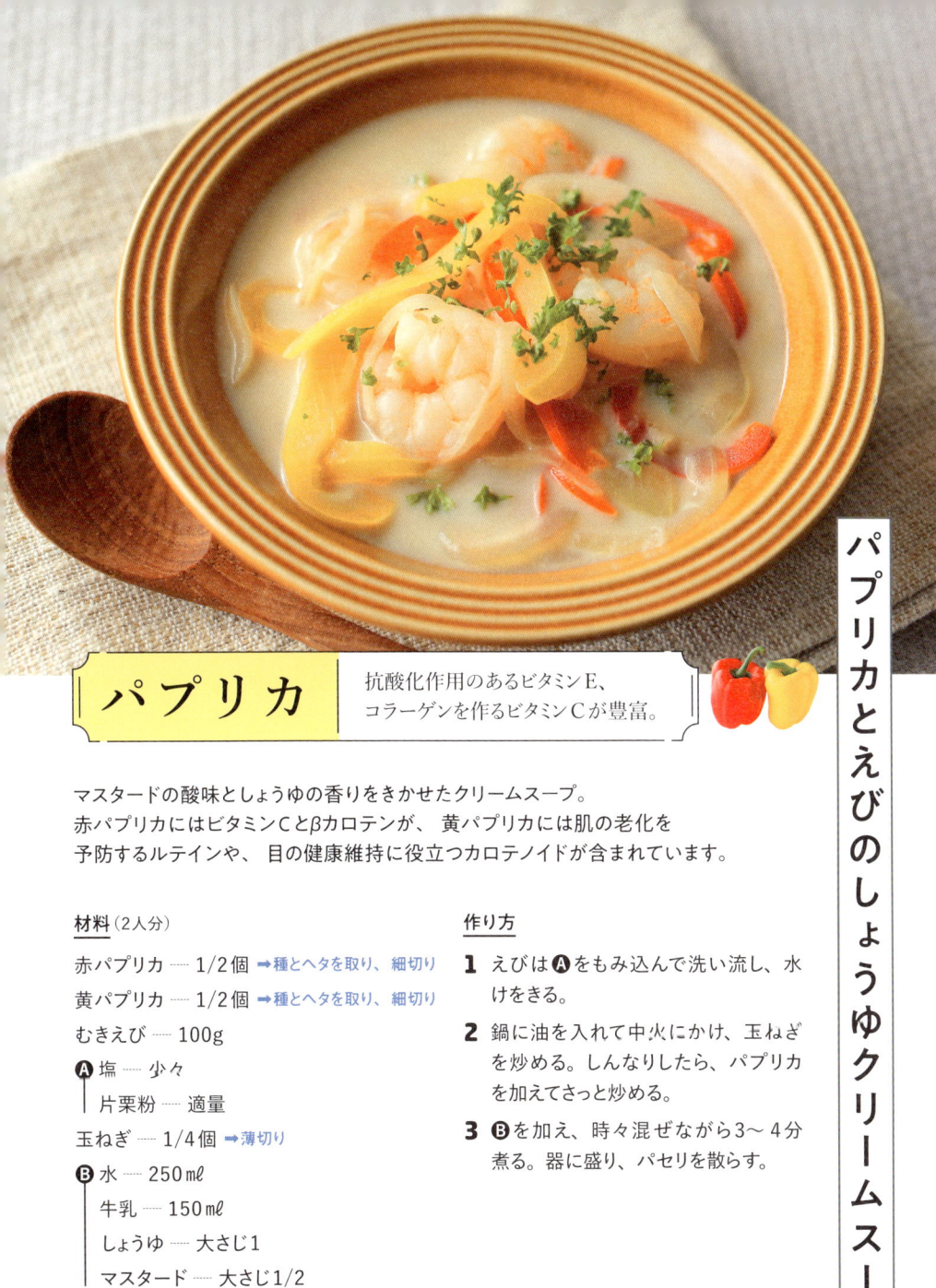

パプリカ

抗酸化作用のあるビタミンE、コラーゲンを作るビタミンCが豊富。

マスタードの酸味としょうゆの香りをきかせたクリームスープ。
赤パプリカにはビタミンCとβカロテンが、黄パプリカには肌の老化を
予防するルテインや、目の健康維持に役立つカロテノイドが含まれています。

材料（2人分）

赤パプリカ ── 1/2個 ➡種とヘタを取り、細切り
黄パプリカ ── 1/2個 ➡種とヘタを取り、細切り
むきえび ── 100g
Ⓐ 塩 ── 少々
  片栗粉 ── 適量
玉ねぎ ── 1/4個 ➡薄切り
Ⓑ 水 ── 250㎖
  牛乳 ── 150㎖
  しょうゆ ── 大さじ1
  マスタード ── 大さじ1/2
パセリのみじん切り ── 適量
油 ── 小さじ1

作り方

1 えびはⒶをもみ込んで洗い流し、水けをきる。

2 鍋に油を入れて中火にかけ、玉ねぎを炒める。しんなりしたら、パプリカを加えてさっと炒める。

3 Ⓑを加え、時々混ぜながら3〜4分煮る。器に盛り、パセリを散らす。

143kcal | 塩分1.8g | 食物繊維1.3g | たんぱく質13.5g

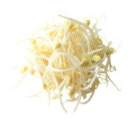

もやし

もやしには、ビタミンB_1やB_2、ビタミンCなどが豊富です。

大豆もやしのユッケジャンスープ

大豆を発芽させた大豆もやしを入れた、韓国風スープです。大豆もやしは、女性ホルモンのエストロゲンと似た働きをするイソフラボンや、髪や肌の健康維持に役立つ大豆たんぱく質、さらにビタミンCも含んでいます。

材料(2人分)

- Ⓐ 大豆もやし ── 1/2袋
  まいたけ ── 1/2パック(50g) ➡小房にほぐす
  にんじん ── 1/4本 ➡せん切り
- 牛こま切れ肉 ── 120g ➡細切り
- にら ── 1/4束 ➡3〜4㎝長さに切る
- Ⓑ すり白ごま ── 大さじ1
  ごま油 ── 大さじ1/2
  みそ・コチュジャン・酢 ── 各小さじ2
  砂糖・にんにくのすりおろし ── 各小さじ1
- 水 ── 450㎖

作り方

1 牛肉にⒷをもみ込む。

2 鍋に1をⒷの汁けごと入れて強火にかけ、肉の色が変わってきたら水を加える。煮立ったらアクを取り、Ⓐを加え、ふたをして4〜5分煮る。

3 にらを加えて1分煮る。

216kcal | 塩分1.3g | 食物繊維3.7g | たんぱく質15.9g

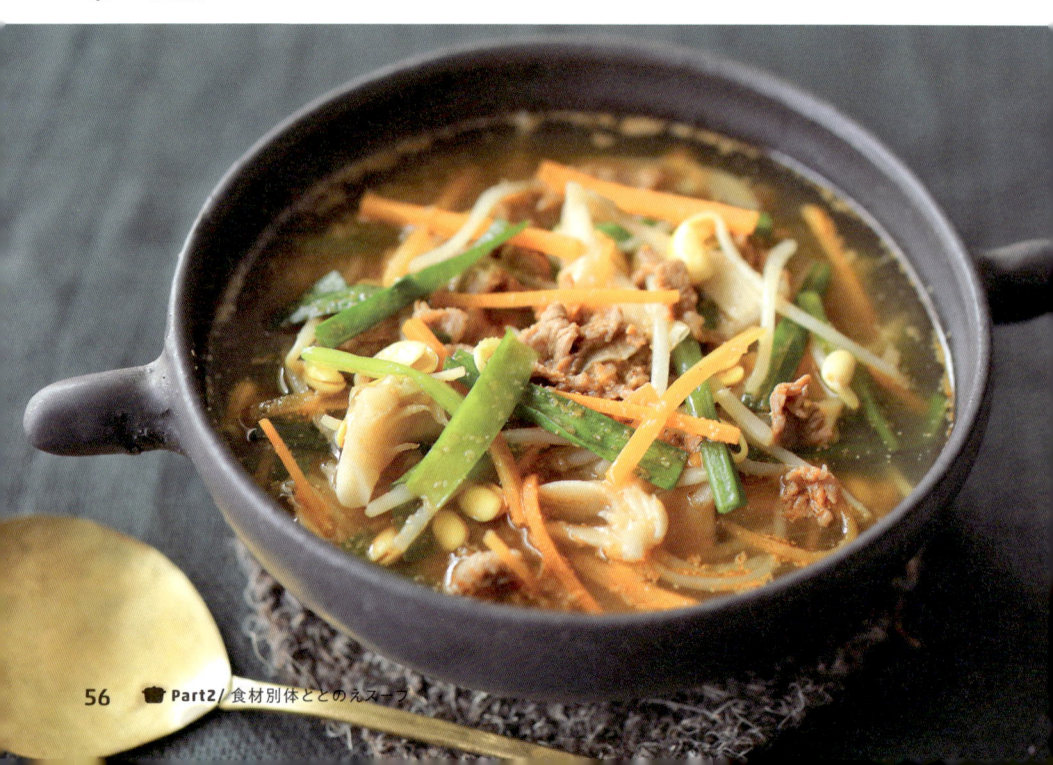

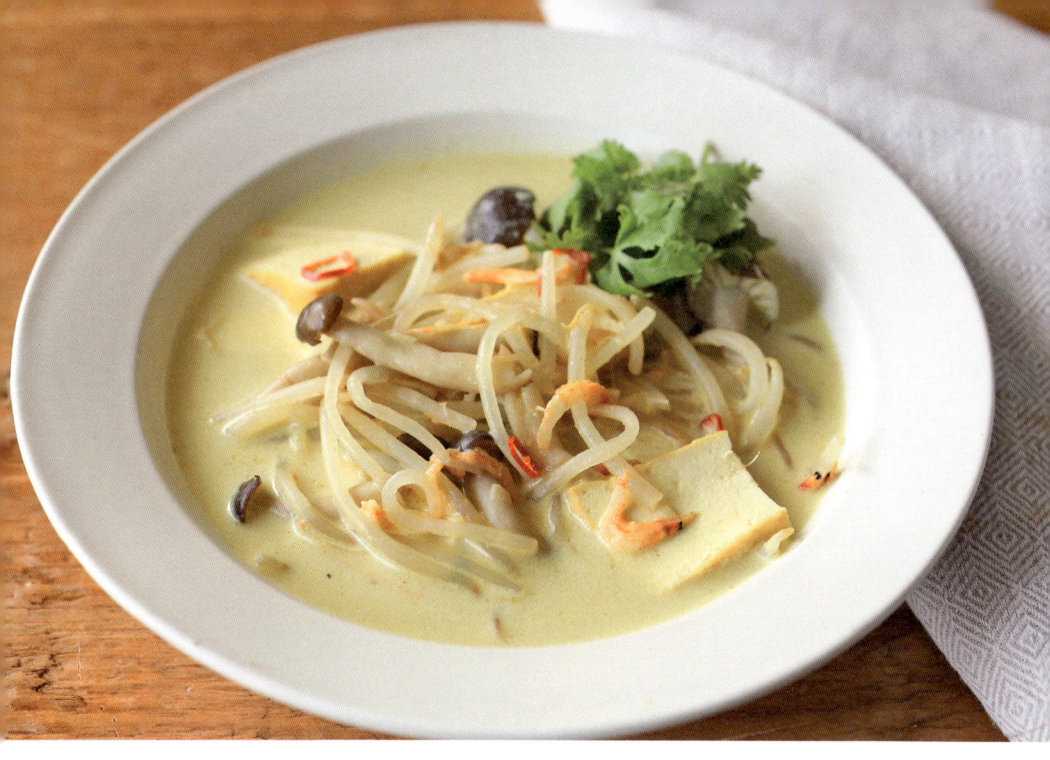

もやしのラクサ風スープ

ナンプラーをきかせた、シンガポールのスパイシーな麺料理「ラクサ」をイメージしてアレンジ。もやしは、免疫機能を高めるビタミンCや、高血圧予防にも作用するカリウム、糖質や脂質の代謝を助けるビタミンB群が豊富で栄養価の高い食材です。

材料(2人分)

もやし —— 1袋

Ⓐ 桜えび —— 5g
  しょうがのみじん切り —— 1/2片
  にんにくのすりおろし —— 小さじ1
  ごま油 —— 大さじ1/2

厚揚げ —— 大1/2枚(80g) ➡縦半分に切って薄切り

しめじ —— 1/2袋(50g) ➡小房にほぐす

Ⓑ 砂糖 —— 大さじ1/2
  赤唐辛子の輪切り —— 1/2本分
  カレー粉 —— 小さじ2
  ナンプラー —— 小さじ2〜3

水 —— 300㎖

ココナッツミルク —— 150㎖

パクチー —— 1枝 ➡粗く刻む

作り方

1 鍋にⒶを入れて弱火で炒め、香りが立ったら厚揚げを並べ入れて焼き色がつくまで焼く。

2 しめじとⒷを入れてさらに炒め、全体に油がなじんだら水を加える。

3 2が沸騰したら、もやしとココナッツミルクを入れ、時々混ぜながら5〜6分煮る。器に盛り、パクチーをのせる。

256kcal | 塩分1.5g | 食物繊維4.0g | たんぱく質10.8g

おいしいスープを ちゃちゃっと 作る！ストック食材のすすめ

たんぱく質と野菜、できることなら豆や海藻も加えて、栄養バランスのとれたスープを作るには、冷蔵庫に食材がそろっていないと難しい……？　そんなことはありません。缶詰やジュース、乾物などをストックしておけば、冷蔵庫にあるものにちょこっと加えるだけで、体ととのえスープの完成です！ここでは、栄養価が高く、常備しておくと便利なおすすめ食材をご紹介します。

さば缶

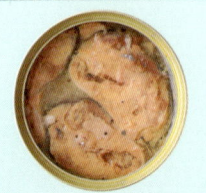

さば缶には、体内で生成することができない不飽和脂肪酸のDHA（ドコサヘキサエン酸）やEPA（エイコサペンタエン酸）が含まれています。どちらも血液をサラサラにし、生活習慣病を予防したり、高齢者の認知機能を高める作用があると報告されています。また、缶詰なら骨も一緒に食べられるのでカルシウムもしっかり摂取できます。

ツナ缶

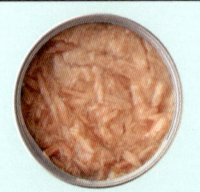

ツナ缶にもさば缶と同じくDHAやEPAがあります。また、高たんぱくでカルシウムの吸収をサポートするビタミンD、眼精疲労や肩こり改善に働きかけるビタミンB_{12}なども含む栄養価の高い食材です。ツナ缶の汁には、だしをひくときに使うかつお節に含まれるのと同じ旨み成分・イノシン酸が含まれています。昆布やチーズ、トマト、白菜などに比較的多く含まれるグルタミン酸と合わせることで、旨みがより強くなります。

トマト缶やトマトジュース

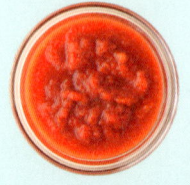

トマトに含まれているリコピンは、体内の活性酸素を取り除く抗酸化作用を含んでいます。活性酸素は、臓器や皮膚を老化させ、高脂血症や高血圧などの生活習慣病を引き起こす原因。トマト缶やトマトジュースさえあれば、あとは適当な食材を加えるだけで、美容や健康をバックアップしてくれるスープがいつでも手軽に作れます。

冷凍野菜

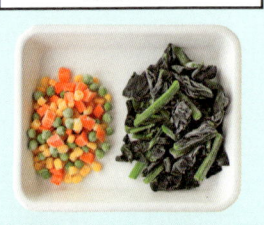

冷凍野菜の栄養素は安定しています。ビタミンCなどの水溶性の栄養素の損失は最小限に抑えることができますし、脂溶性のビタミンなどは冷凍による影響はほぼありません。また解凍することで水分として流出する栄養素も、スープなら心配不要！　ドリップもしっかり、スープとしておいしくいただけます。

大豆の水煮や蒸し大豆

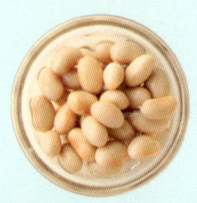

大豆には、良質な植物性たんぱく質、抗酸化作用を持つ大豆サポニン、有用菌のエサとなり腸内環境をととのえてくれるオリゴ糖、女性ホルモンと似た作用のあるイソフラボンなどが含まれています。真空パックされた大豆の水煮や蒸し大豆を常備しておけば、栄養価の高いスープをすぐ作ることができます。

乾燥海藻

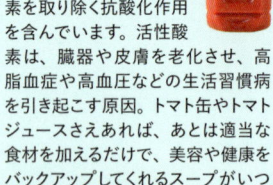

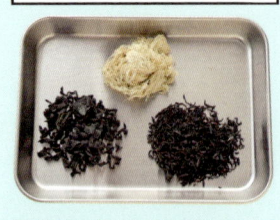

意識しないと、案外とり忘れてしまう海藻類。とろろ昆布やカットわかめ、ひじきなどをストックしておけば、スープにパラリと入れるだけでOK。有用菌のエサとなる水溶性食物繊維やカルシウムを含んでいます。とろろ昆布やわかめ、めかぶ、もずくなどには、脂肪や糖分の摂取を抑えるフコイダンが含まれているので太りにくい体作りにも役立つ食材です。

Part 3

症状別 体ととのえスープ

便秘や冷え、肩こり、
アンチエイジングに美白、白髪、疲労回復など、
健康から美容まで、多岐にわたるお悩みを
栄養バランスを考えたスープでサポートします！
気になる症状のページを開いて、
ぜひ、作ってみてください。
日々、おいしくスープをいただきながら、
気づくと不調が改善していた！
そんな希望を叶えるスープを19品紹介しています。

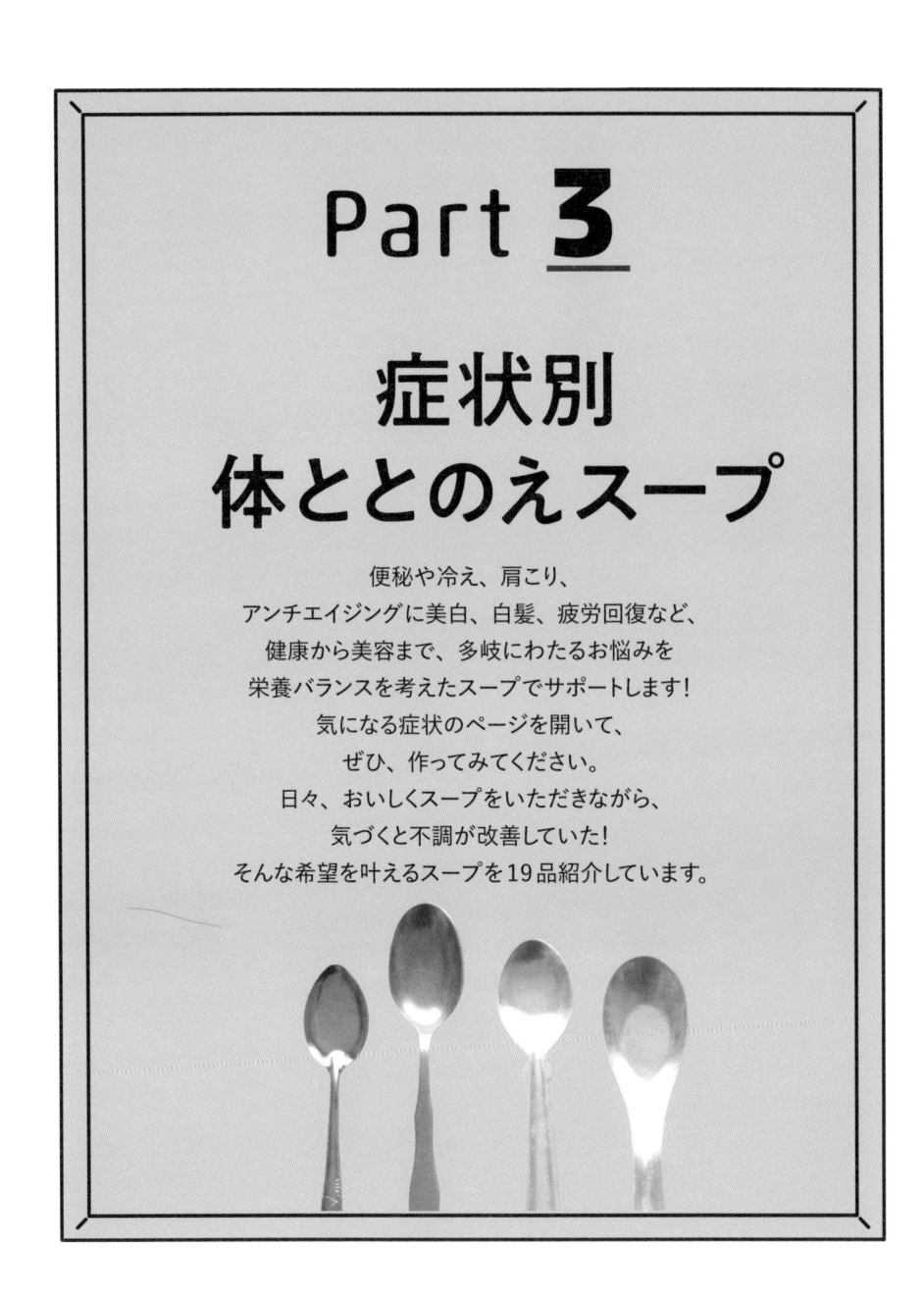

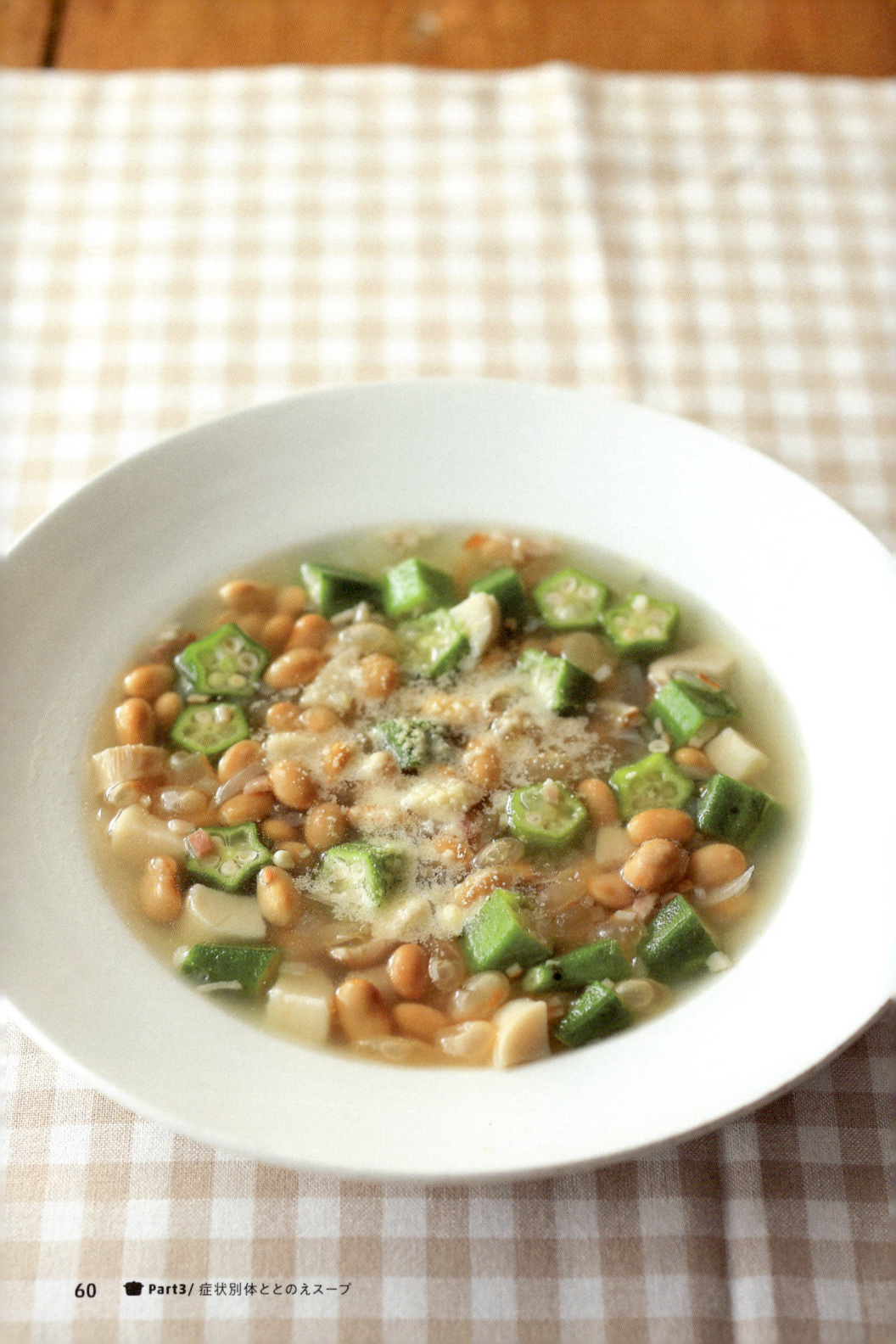

老廃物を排出する不溶性食物繊維に、有用菌のエサとなる水溶性食物繊維やオリゴ糖を含む食材を使った腸内すっきりスープです。

おなかすっきりグリーンミネストローネ

大豆 ＋ 玉ねぎ ＋ ごぼう ＋ エリンギ ＋ オクラ

女性ホルモンのバランスが崩れることで腸の働きが低下して便秘になることがあります。食物繊維に加え、女性ホルモン作用のあるイソフラボンを含む大豆たっぷりのスープを日常的に召し上がってください。

材料（2人分）

- **Ⓐ** ベーコン ── 1枚 ➡粗みじん切り
  - にんにくのみじん切り ── 1/2片分
  - 油 ── 小さじ1
- **Ⓑ** 玉ねぎ ── 1/4個 ➡粗みじん切り
  - ごぼう ── 1/2本 ➡1cm角に切る
  - エリンギ ── 1本 ➡1cm幅に切る
- 塩 ── 小さじ1/4
- 蒸し大豆（水煮でもよい） ── 100g
- 水 ── 400mℓ
- オクラ ── 6本 ➡ガクを切り落として1cm幅の輪切り
- **Ⓒ** ナンプラー ── 小さじ1/2
  - こしょう ── 少々
- パルメザンチーズ ── 小さじ2

作り方

1 鍋にⒶを入れ、弱火で香りが出るまで炒める。Ⓑを加え、塩をふり入れたらふたをし、時々炒めならが2〜3分加熱する。

2 大豆を加えてさっと混ぜ、水を注ぐ。強めの中火にし、煮立ったら火を弱めて3〜4分煮る。オクラとⒸを加え、ひと煮立ちさせる。器に盛り、チーズをふる。

187kcal ｜ 塩分1.6g ｜ 食物繊維10.6g ｜ たんぱく質13.2g

体ととのえMemo

大豆、玉ねぎ、ごぼうにはオリゴ糖が含まれ、有用菌のエサとなり、腸内環境をととのえる作用があります。エリンギには不溶性食物繊維が、オクラには水溶性食物繊維が含まれているので、腸内の老廃物をしっかり排出させつつ、さらに排泄しやすい腸内環境を作ります。

(ひじき) ＋ (ごぼう) ＋ (玉ねぎ) ＋ (ミックスビーンズ)

水溶性食物繊維が豊富なひじき、 水溶性と不溶性両方の食物繊維を含むごぼう、
腸内環境をととのえるオリゴ糖を含む玉ねぎ、 そして不溶性食物繊維豊富な
ミックスビーンズを詰め込んだ、 頑固な便秘も解消する一皿です。

ひじきとごぼうのチリコンカンスープ

材料（2人分）

芽ひじき（もどしたもの）── 50g
ごぼう ── 1/3本 ➡1cm幅の輪切り
🅐 玉ねぎ ── 1/4個 ➡5mm角に切る
　 にんにくのみじん切り ── 1/2片分
　 油 ── 小さじ1
合いびき肉 ── 80g
カレー粉 ── 小さじ1
🅑 水 ── 300㎖
　 トマト水煮缶（カットタイプ）── 150g
ミックスビーンズ（水煮）── 100g
🅒 トマトケチャップ ── 大さじ1
　 ウスターソース ── 小さじ2
　 塩 ── 小さじ1/4

作り方

1 フライパンに🅐を入れて中火で炒め、
玉ねぎがしんなりしたらひじきとひき
肉を加え、カレー粉をふり入れて肉
の色が変わるまで炒める。

2 🅑とごぼうを加えてひと煮立ちしたら、ミックスビーンズと🅒を加え、
時々混ぜながら、中火で7～8分煮る。

245kcal ｜ 塩分1.6g ｜ 食物繊維9.7g ｜ たんぱく質13.6g

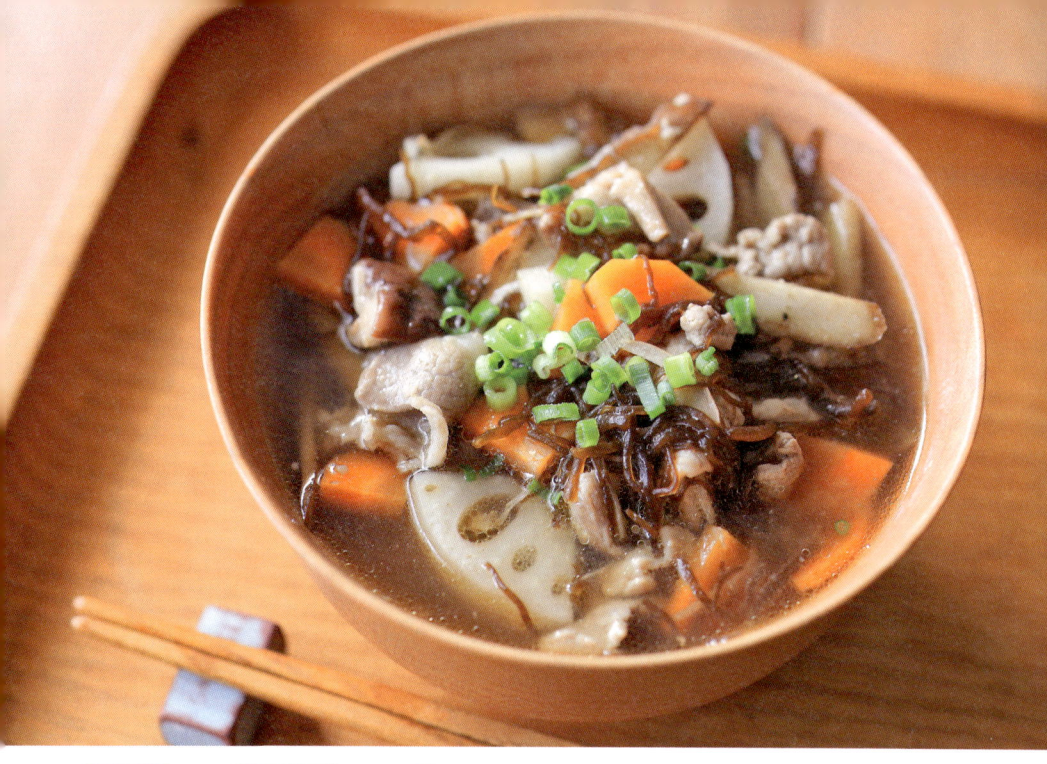

もずく ＋ れんこん ＋ ごぼう ＋ しいたけ ＋ みそ

もずくに含まれる水溶性食物繊維、アルギン酸やフコイダンは、腸内で有用菌のエサとなり発酵する発酵性食物繊維。腸内の有害物質を取り込んで体外へ排出する役割も。
特にフコイダンは、加熱すると腸内での吸収力がアップするのでスープとして食べるのは最適です。

もずくの豚汁

材料（2人分）

生もずく（味がついていないもの）
　…… 80g

豚こま切れ肉
　…… 100g ➡2cm幅に切る

にんじん・れんこん・ごぼう
　…… 各60g

しいたけ …… 1枚 ➡6等分に切る

Ⓐ ごま油 …… 大さじ1/2
　 しょうがのせん切り
　　 …… 1/3片分

水 …… 500mℓ

Ⓑ みそ …… 大さじ1
　 しょうゆ …… 小さじ1

青ねぎの小口切り …… 適量

作り方

1 にんじんとれんこんは7〜8mm厚さのいちょう切りに、ごぼうは縦半分に切ってから斜め薄切りにする。

2 もずくはさっと洗って水けをきり、食べやすい長さに切る。

3 鍋にⒶを入れて火にかけ、豚肉を入れてほぐしながら中火で炒める。肉の色が変わってきたら、**1**の野菜としいたけを加え、全体に油が回るまで炒める。

4 水を入れ、ひと煮立ちしたらアクを取り、ふたをして弱めの中火で7〜8分煮る。弱火にし、Ⓑを加え、みそが溶けたらもずくを加えてひと煮立ちさせる。器に盛り、青ねぎを散らす。

176kcal ｜ 塩分1.7g ｜ 食物繊維8.0g ｜ たんぱく質13.4g

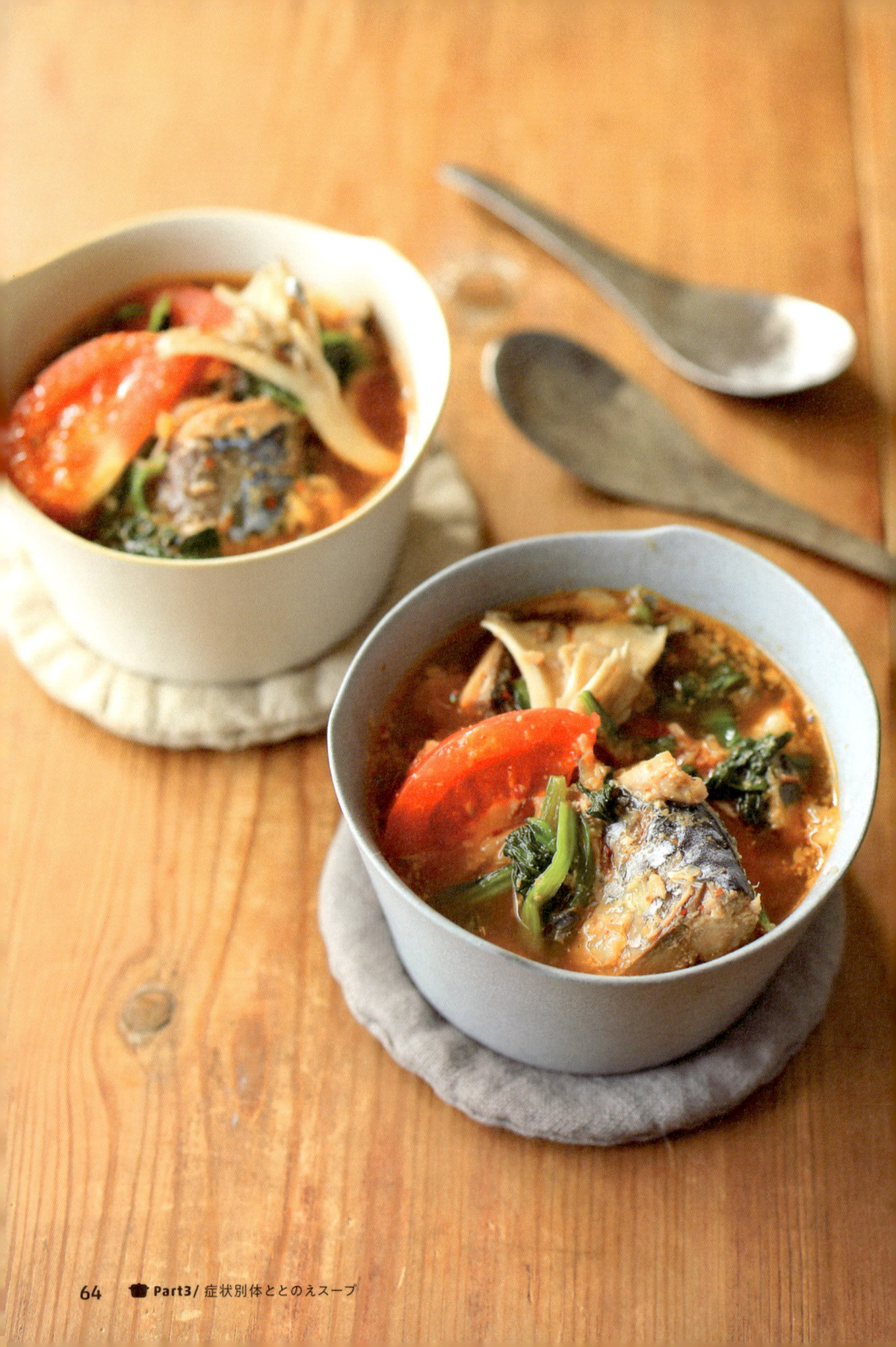

(さば水煮) ＋ (トマト) ＋ (キムチ) ＋ (まいたけ)

さば水煮缶とトマトのキムチスープ

トマトの酸味とキムチの辛みで、さばのくせをやわらげ、食べやすくしたスープ。
さばの水煮缶には、中性脂肪を減らし、代謝を上げる効果のあるEPAやDHAが豊富です。
トマトのリコピンには内臓脂肪を減らす作用があるといわれています。

材料（2人分）

さば水煮缶 ── 1缶（190g）

トマト ── 1個 ➡ ヘタを取って4等分のくし形に切る

白菜キムチ ── 60g ➡ 粗く刻む

ほうれん草 ── 1/2束（100g）

Ⓐ まいたけ ── 1/2パック（50g）➡ 小房にほぐす
　しょうがのみじん切り ── 1/2片分
　水 ── 400㎖

Ⓑ すり白ごま ── 大さじ2
　コチュジャン ── 小さじ2
　しょうゆ ── 小さじ1/2

作り方

1 ほうれん草は、熱湯でさっとゆでて水けを絞り、3cm長さに切る。

2 鍋にⒶを入れて中火にかけ、煮立ったらさば水煮を缶汁ごと加え、キムチ、Ⓑも加えて2分煮る。

3 トマトとほうれん草を加え、トマトが少し煮崩れるまで中火で1分煮る。

328kcal | 塩分1.7g | 食物繊維4.5g | たんぱく質25.8g

体ととのえMemo

キムチの唐辛子は代謝促進作用が、まいたけは低カロリーで食物繊維が豊富なので、食べるほどに、体を中からスッキリさせます。

納豆とわかめの卵スープ

卵 ＋ 納豆 ＋ わかめ ＋ えのきたけ

体脂肪を分解する脂肪燃焼酵素・リパーゼを含む卵、脂肪の燃焼を促し、代謝を上げる短鎖脂肪酸を増やす納豆、内臓脂肪を燃やし、腸内細菌を増やすアルギン酸を含むわかめ、そして不溶性と水溶性両方の食物繊維を含むえのきたけを詰め込んだやせスープです。

材料（2人分）

- **Ⓐ** 納豆 ── 1パック（50g）➡よく混ぜる
- 乾燥カットわかめ ── 4g
- 長ねぎ ── 1/2本 ➡小口切り
- **Ⓑ** えのきたけ ── 1/4束（50g）
  ➡根元を切り、2㎝長さに切る
- 水 ── 400㎖
- オイスターソース ── 小さじ2
- しょうゆ ── 小さじ1
- 卵 ── 1個 ➡溶きほぐす

作り方

1 鍋にⒷを入れて中火にかけ、煮立ったらⒶを加え、弱めの中火で混ぜながら2分煮る。

2 溶き卵を回し入れ、ふんわりと固まってきたら火を止める。

105kcal ｜ 塩分1.7g ｜ 食物繊維3.3g ｜ たんぱく質3.8g

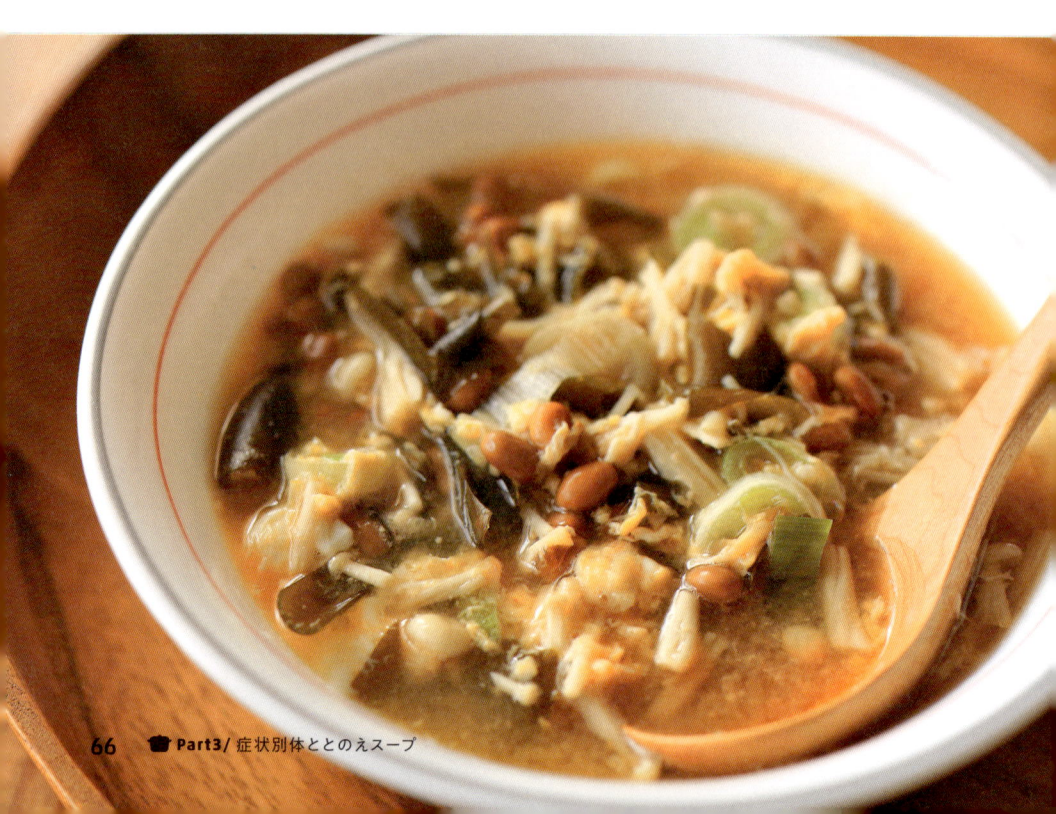

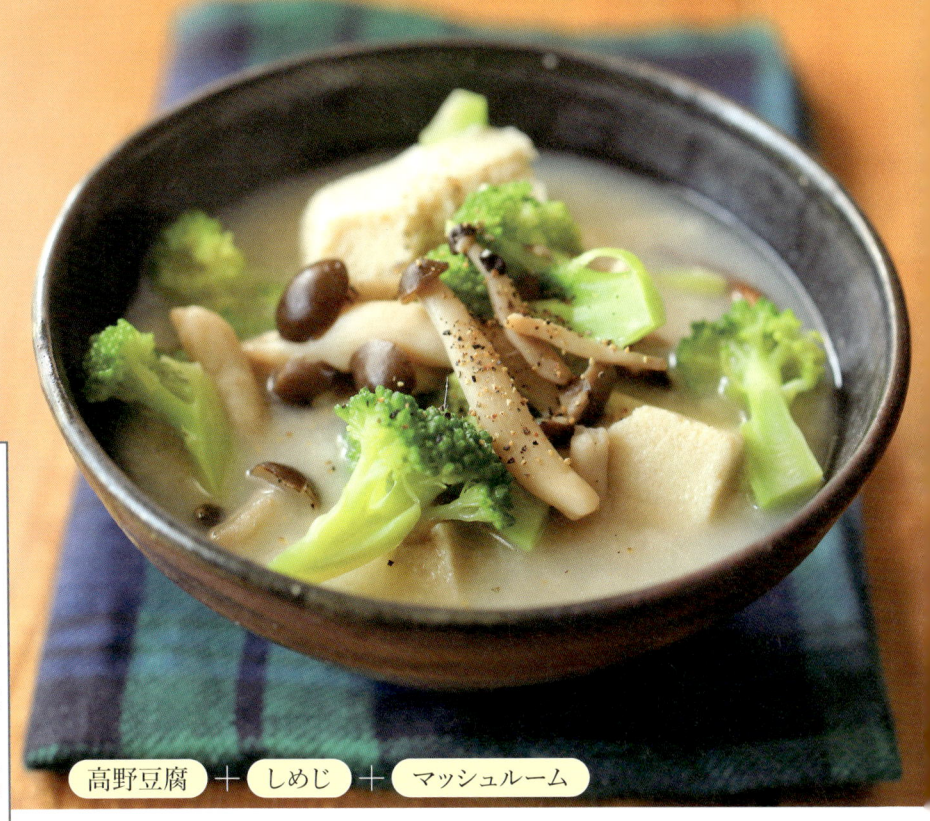

きのこと高野豆腐のアンチョビクリームスープ

高野豆腐 ＋ しめじ ＋ マッシュルーム

高野豆腐のβコングリシニンは脂肪の分解を促進し、血液中の中性脂肪を減らす働きがあります。さらにきのこ類は食物繊維が豊富で、アーモンドミルクには整腸作用も。脂肪を燃やし、お腹をすっきりさせるレシピです。

材料（2人分）

マッシュルーム —— 4個 ➡薄切り

しめじ —— 1/2袋（50g）➡1本ずつほぐす

ブロッコリー —— 1/2個 ➡小さめの小房に分ける

高野豆腐 —— 1個
　➡ボウルなどに入れて熱湯をかけておく

Ⓐ アンチョビ —— 4枚 ➡粗みじん切り
　にんにくのみじん切り —— 1片分
　油 —— 小さじ1

Ⓑ 水 —— 200㎖
　塩 —— 小さじ1/4

アーモンドミルク —— 200㎖

粗挽き黒こしょう —— 少々

作り方

1　鍋にⒶを入れて弱火で炒め、香りが立ってきたら、マッシュルームとしめじを加えて炒める。

2　きのこがしんなりしたらⒷを加え、煮立ったらブロッコリーを入れて2分ほど煮る。

3　高野豆腐の水けをきり、スプーンなどで大きめにちぎりながら加え、アーモンドミルクを入れてひと煮立ちさせる。器に盛り、粗挽きこしょうをふる。

123kcal ｜ 塩分1.7g ｜ 食物繊維4.7g ｜ たんぱく質10.6g

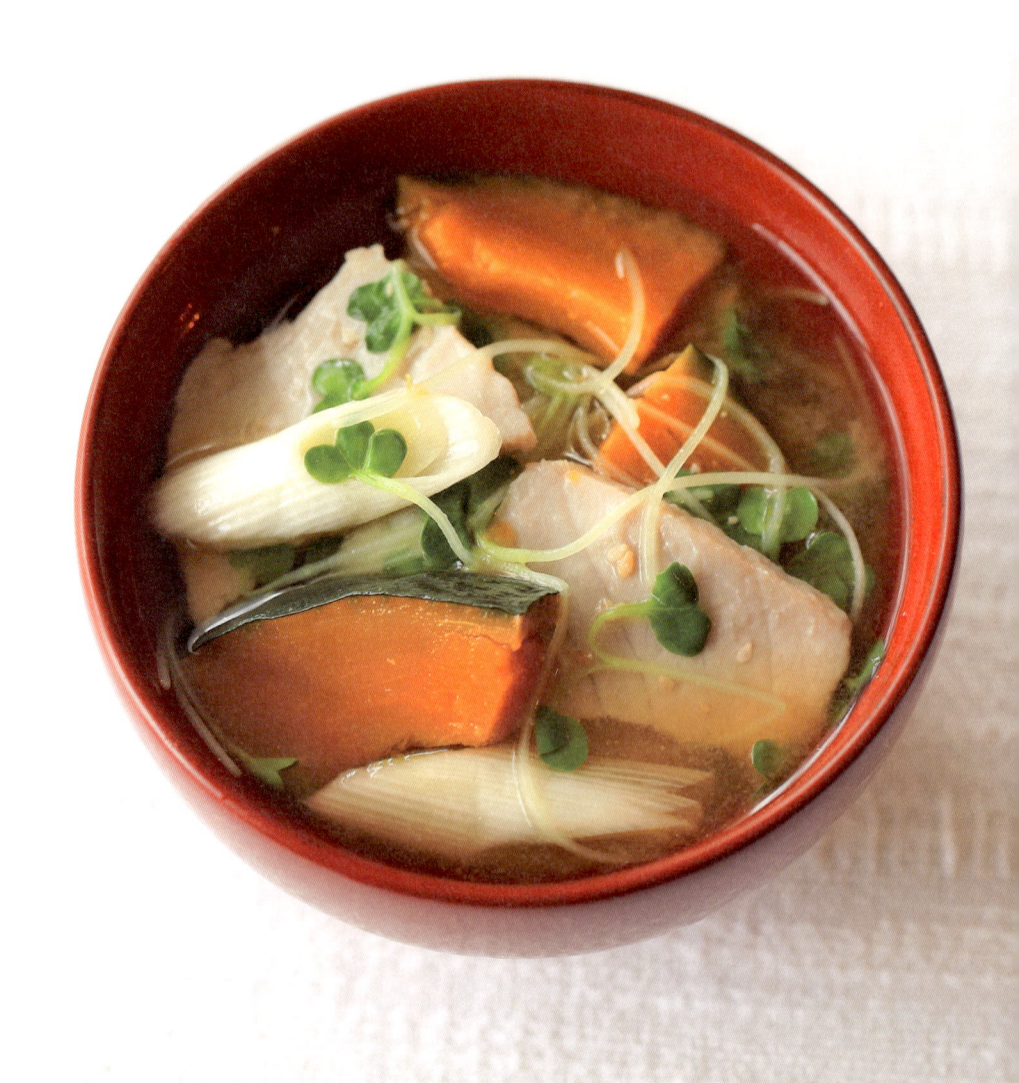

冷えと肩こりの原因は血流にあります。血行を
よくする食材を食べることで体が温まります。

(まぐろ) ＋ (かぼちゃ) ＋ (しょうが) ＋ (長ねぎ)

まぐろと長ねぎのしょうがみそ汁

ねぎま鍋をイメージした、 ちょっと贅沢なみそ汁。 まぐろには血流を促すDHAやEPAが、
長ねぎには血管を広げて血流をよくする硫化アリルが含まれています。
甘くまろやかなかぼちゃには、 血行を促すビタミンEがあります。

材料（2人分）

まぐろの切り落とし ── 120g

長ねぎ ── 1本 ➡ 3cm幅の斜め切り

🅐 かぼちゃ ── 80g
　 おろししょうが ── 小さじ1
　 みそ ── 小さじ4

水 ── 400㎖

貝割れ菜 ── 1パック ➡ 根元を切る

作り方

1 かぼちゃは種とワタを取り、ひと口大に切り、耐熱皿に入れてラップをふんわりとかけ、電子レンジで1分加熱する。

2 鍋に水と長ねぎを入れて中火にかけ、煮立ったら🅐を加えてみそを溶かしながら2分煮る。

3 まぐろと貝割れ菜を加え、まぐろの表面の色が変わったら火を止める。

129kcal ｜ 塩分1.5g ｜ 食物繊維3.1g ｜ たんぱく質17.7g

体ととのえMemo

しょうがの皮に多く含まれる辛み成分、ジンゲロールは体の末端まで温める作用があります。さらに脂肪を燃焼させる作用も。お好みに合わせて、たっぷり入れてもいいでしょう。

しじみのにらラー油スープ

(しじみ) ＋ (にら) ＋ (ラー油)

しじみやにらに含まれる鉄には、酸素を体全体に運ぶ役割があり、血流を促し、冷えを改善します。また、にらは薬膳でも特に下半身の冷えを改善する食材として知られています。ラー油に含まれるカプサイシンには熱を生み出す働きも。

材料（2人分）

A しじみ（砂抜きしたもの） ── 200g
  ➡ 洗って水けをきる

  水 ── 400㎖

  酒 ── 大さじ1

にら ── 1/2束 ➡ 3㎝長さに切る

B 油揚げ ── 1枚 ➡ 湯を回しかけ、
  縦半分に切って細切りにする

C 塩 ── 小さじ1/4

  しょうゆ ── 小さじ1

ラー油 ── 小さじ1/2〜1

作り方

1 鍋に**A**を入れ、中火にかけてしじみが開いてきたら、**B**を加え、1〜2分煮る。

2 **C**を加えて味を調える。

3 にらを入れてさっと火を通し、器に盛り、ラー油をかける。

99kcal｜塩分1.3g｜食物繊維0.9g｜たんぱく質7.3g

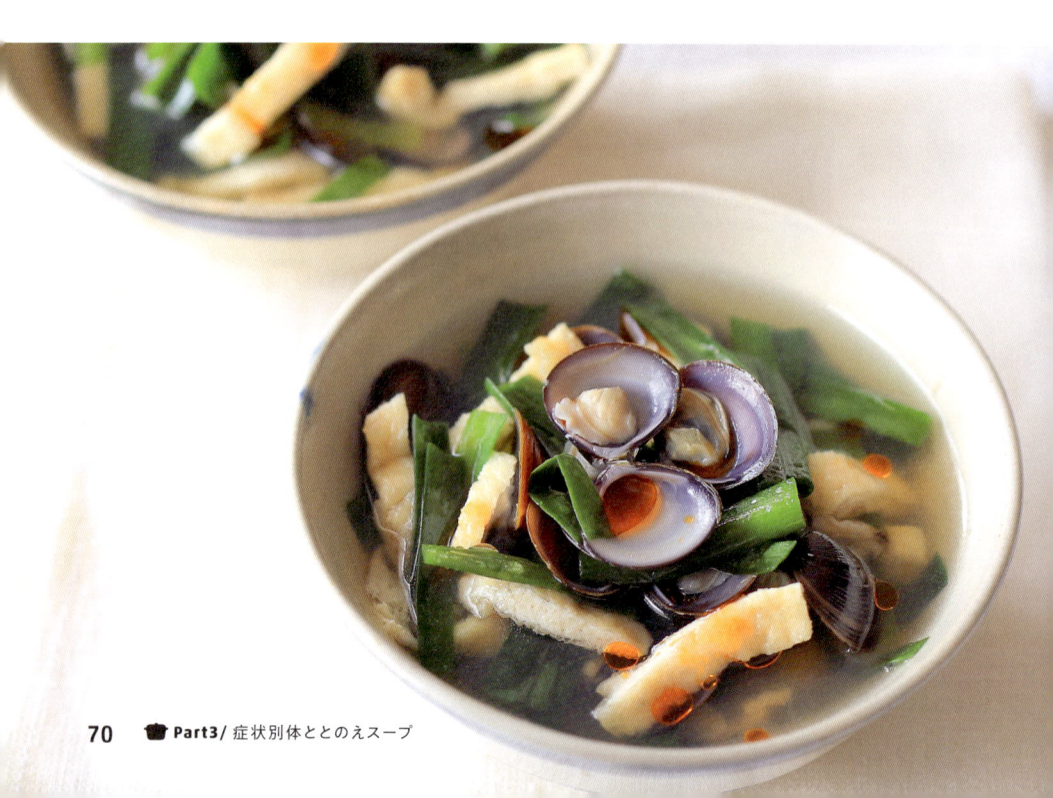

くずし豆腐と春菊のたらこスープ

豆腐 ＋ 春菊 ＋ たらこ

春菊の独特の青い香りと、たらこの粒々した食感が豆腐にからんだ、おいしい1杯。
豆腐に含まれるイソフラボンには、血行の流れをよくする作用が、春菊とたらこには、
豊富なビタミンEが含まれ、末梢血管の血行を改善する働きがあります。

材料（2人分）

絹ごし豆腐 ── 小1丁（200g）

春菊 ── 1/2束 ➡葉はざく切りに、茎は小口切り

たらこ ── 1/2腹
➡薄皮に切り目を入れ、身をこそげ出す

Ⓐ 水 ── 400㎖
　しょうゆ ── 小さじ1/2
　みりん ── 小さじ1
　塩 ── 少々

片栗粉 ── 小さじ2

作り方

1 鍋にⒶを入れてひと煮立ちさせ、豆腐を崩し入れ、春菊の茎とたらこを加える。

2 倍量の水（分量外）で溶いた片栗粉を加えて混ぜながらとろみをつけ、1〜2分煮る。

3 春菊の葉の半量を加えてひと混ぜする。器に盛り、残りの春菊の葉をのせる。

123kcal ｜ 塩分1.7g ｜ 食物繊維2.3g ｜ たんぱく質13.7g

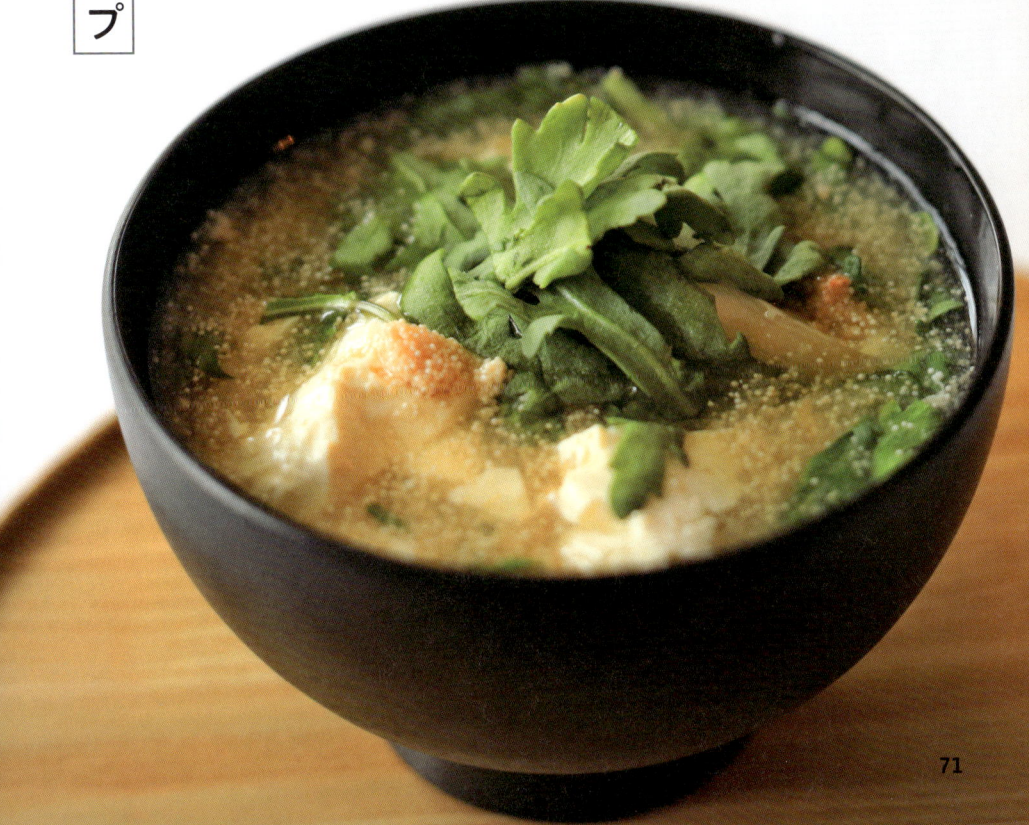

アンチエイジング

アンチエイジング対策のポイントは
体内の酸化と、糖とたんぱく質が結びつく
糖化を防ぐ食材を食べることです。

鶏手羽とモロヘイヤのレモンスープ

（鶏手羽）＋（モロヘイヤ）＋（レモン）

歳とともにコラーゲンの生成能力が低下し、しわやたるみの原因に。そこで
コラーゲン豊富でジューシーな鶏手羽のスープをご提案。粘膜の健康を維持する
βカロテンを含むモロヘイヤと抗酸化作用のあるビタミンCを含むレモンも加えました。

材料（2人分）

鶏手羽中 —— 6本 ➡ 骨に沿って切り目を入れる
モロヘイヤ —— 1/2袋
しょうゆ —— 小さじ1
A にんにくの薄切り —— 1片分
　｜ 酒 —— 大さじ1
B 玉ねぎ —— 1/4個 ➡ 薄切り
　｜ 塩昆布 —— 6g ➡ みじん切り
　｜ 水 —— 500㎖
　｜ 塩 —— 小さじ1/4
　｜ みりん —— 小さじ1
レモン果汁 —— 小さじ1
レモンの薄切り —— 1枚 ➡ いちょう切り
油 —— 小さじ1

作り方

1 鶏手羽はしょうゆをもみ込む。モロヘイヤは葉を摘み取り、熱湯でさっとゆでて水けをきり、ざく切りにする。

2 鍋に油をひいて中火にかけ、鶏手羽の皮目を下にして並べ、焼き目がついたら裏返し、**A**を加えてアルコール分を飛ばす。

3 **B**を入れてひと煮立ちさせたら、中火で7〜8分煮る。

4 モロヘイヤを加えて1分煮たら、レモン果汁を加えて火を止める。器に盛り、レモンをのせる。

152kcal ｜ 塩分1.8g ｜ 食物繊維2.8g ｜ たんぱく質10.8g

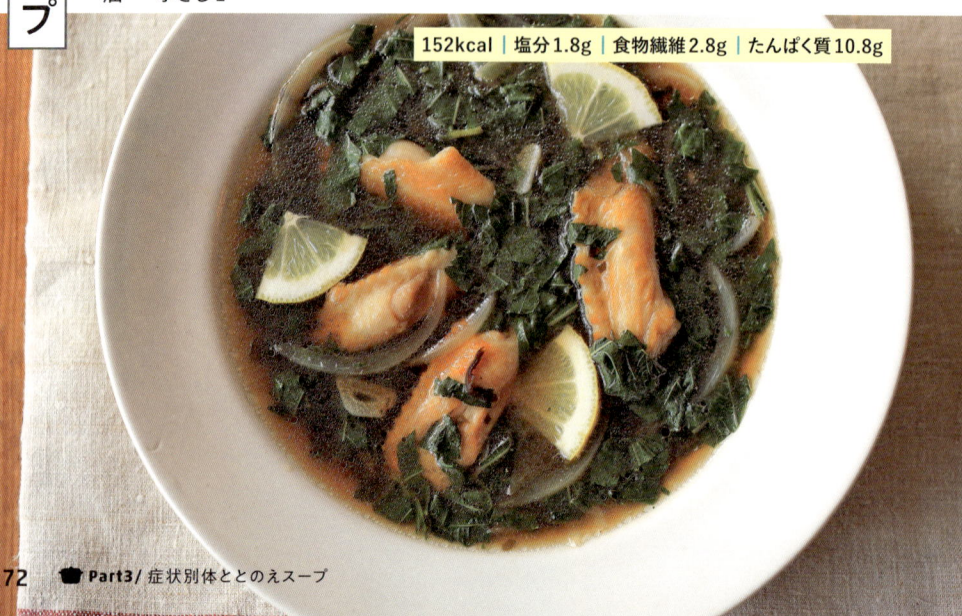

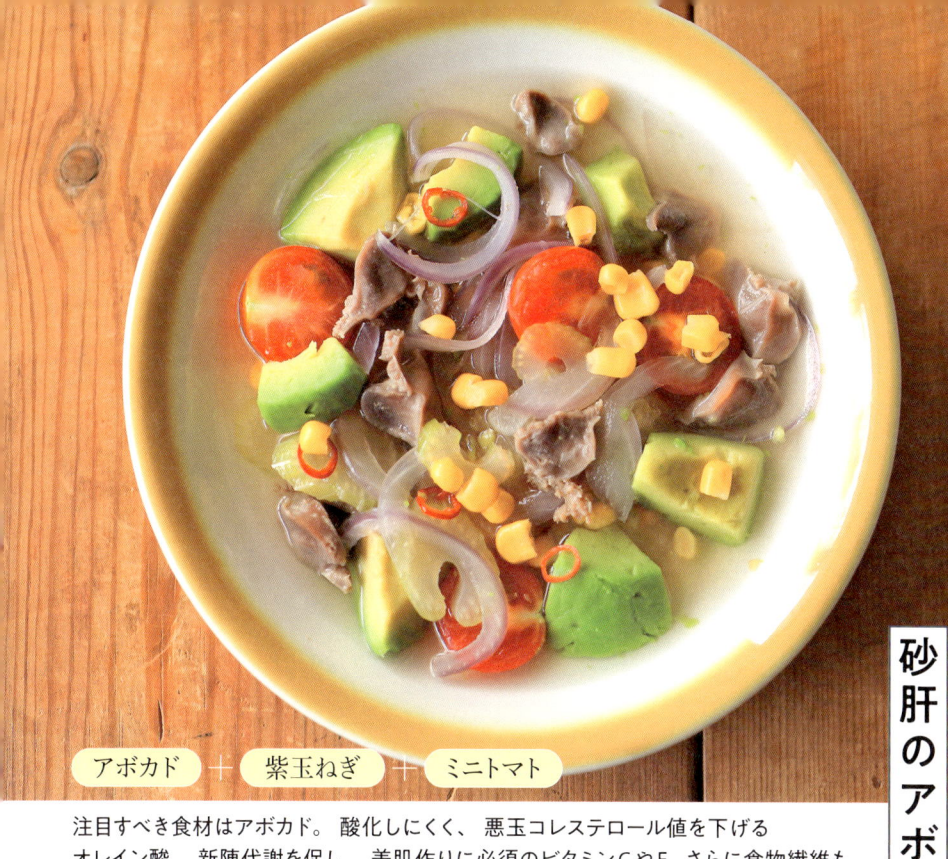

アボカド ＋ 紫玉ねぎ ＋ ミニトマト

砂肝のアボカドメキシカンスープ

注目すべき食材はアボカド。酸化しにくく、悪玉コレステロール値を下げる
オレイン酸、新陳代謝を促し、美肌作りに必須のビタミンCやE、さらに食物繊維も
豊富とアンチエイジングに欠かせない栄養がたっぷり詰まっています。

材料（2人分）

砂肝 —— 120g

アボカド —— 1/2個 ➡小さめのひと口大に切る

Ⓐ 紫玉ねぎ —— 1/4個 ➡薄切り

ミニトマト —— 4個 ➡ヘタを取って半分に切る

ホールコーン（水煮） —— 大さじ2

Ⓑ セロリ —— 1/2本 ➡筋を取って薄切り

水 —— 500㎖

酒 —— 大さじ1

ナンプラー —— 小さじ1/2

塩 —— 小さじ1/3

にんにくの薄切り —— 1片分

赤唐辛子の輪切り —— 1/2本分

作り方

1 砂肝は青白い部分を包丁でそ
ぎ切り、薄切りにする。

2 鍋にⒷを入れて強火でひと煮
立ちさせ、砂肝を加え、再度
煮立ったらアクを取り、ふたを
して中火で6〜7分煮る。

3 アボカドとⒶを加えてひと煮立
ちさせる。

155kcal ｜ 塩分1.5g ｜ 食物繊維3.7g ｜ たんぱく質13.0g

肌の老化を促進させる要因は乾燥です。
肌を潤わせる栄養を中心に摂取することが大切。

牛肉としらたきのチャプチェスープ

しらたき ＋ 牛肉 ＋ 赤パプリカ ＋ ごま

生芋こんにゃくとごまには、 肌の潤いを維持するセラミドが含まれています。
しらたきは、 生芋から作られているものを選んでください。 肌の生成に必須の
亜鉛を含む牛肉と、 ビタミンが豊富なパプリカも入れた肌ぷるぷる対策スープです。

材料（2人分）

牛こま切れ肉 ── 150g

生芋しらたき（アク抜き済みのもの）── 1袋
　➡よく水洗いして食べやすい長さに切る

Ⓐ ごま油 ── 大さじ1/2
　にんにくのみじん切り ── 1/2片分
　豆板醤 ── 小さじ1/2

しいたけ ── 2枚 ➡薄切り

Ⓑ 水 ── 400㎖
　すり白ごま・砂糖 ── 各大さじ1
　しょうゆ ── 大さじ1/2
　みりん ── 小さじ2

赤パプリカ ── 1/2個 ➡薄切り

にら ── 1/4束 ➡3㎝長さに切る

作り方

1 フライパンにⒶを入れて中火で香りが立つまで炒め、牛肉を入れてほぐしながら炒める。肉の色が変わったら一度取り出す。

2 同じフライパンにしらたきを入れ、中火でチリチリと音がするまで水分を飛ばすようにして炒める。

3 しいたけとⒷを入れて火を強め、煮立ったらアクを取り、**1**の牛肉を戻し入れる。パプリカも加え、中火で3〜4分煮る。にらを加えてしんなりするまで煮る。

233kcal｜塩分1.7g｜食物繊維4.5g｜たんぱく質17.4g

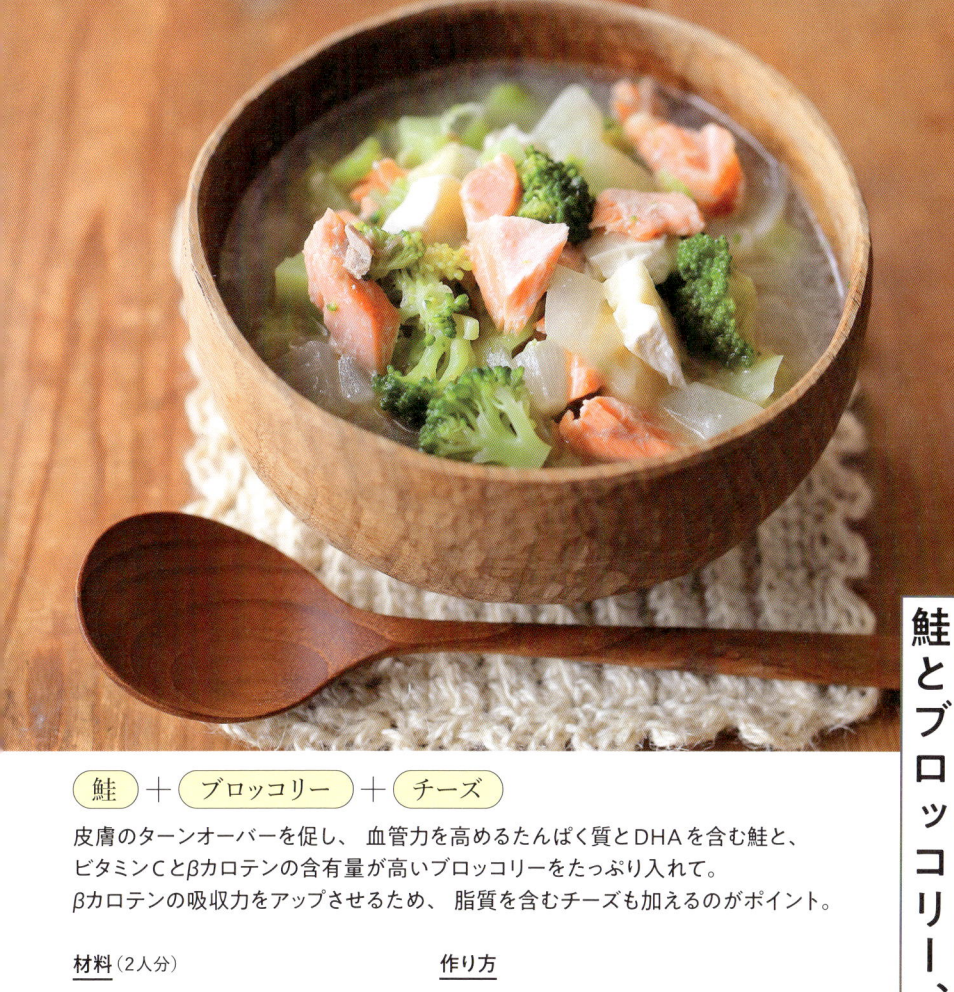

(鮭) + (ブロッコリー) + (チーズ)

皮膚のターンオーバーを促し、血管力を高めるたんぱく質とDHAを含む鮭と、
ビタミンCとβカロテンの含有量が高いブロッコリーをたっぷり入れて。
βカロテンの吸収力をアップさせるため、脂質を含むチーズも加えるのがポイント。

材料（2人分）

鮭 ── 大1切れ

カマンベールチーズ ── 1/2個（45g）
　➡1㎝角に切る

Ⓐ ブロッコリー ── 1/3個
　➡小房に分けてから刻む

　玉ねぎ ── 1/3個 ➡1㎝角に切る

　水 ── 400㎖

白ワイン ── 大さじ1

Ⓑ 白みそ ── 大さじ1

　しょうゆ ── 小さじ1

　こしょう ── 少々

塩・こしょう ── 各少々

油 ── 大さじ1/2

作り方

1 鮭はペーパータオルに挟んで余分な水けを取り、塩、こしょうをまぶす。

2 鍋に油をひいて強めの中火にかけ、鮭を皮目から入れて両面を焼き、白ワインをふり入れ、ひと煮立ちしたら火を止める。鮭の皮と骨を取り除き、粗くほぐす。

3 Ⓐを入れて強めの中火にかけ、煮立ったら火を弱めてチーズを加える。時々混ぜながら4分煮、Ⓑを加えてみそを溶かす。

285kcal ｜ 塩分1.8g ｜ 食物繊維4.0g ｜ たんぱく質20.7g

白髪と薄毛

美しい髪には、体内で生成されない必須アミノ酸が必要。なによりたんぱく質をとることが大切です。

牛肉のねぎ塩もずくスープ

牛肉 ＋ もずく ＋ ごま

抜け毛を減らす効果のあるたんぱく質、 白髪を予防するビタミンB_{12}が含まれている牛肉。
髪の主成分ケラチン、 新陳代謝を促すヨードが豊富なもずく、 髪を黒くする
メラニン色素の生成に関わる銅を含むごまをバランスよく使ったレシピです。

材料（2人分）

牛切り落とし肉 —— 140g

生もずく（味がついていないもの）—— 60g
　➡さっと洗って食べやすい長さに切る

Ⓐ 長ねぎ —— 1本 ➡小口切り
　赤唐辛子の輪切り —— 1本分

Ⓑ 水 —— 400㎖
　酒 —— 大さじ1
　みりん —— 小さじ1
　しょうゆ —— 小さじ1

塩 —— 小さじ1/3

こしょう —— 少々

三つ葉 —— 1束 ➡3㎝長さに切る

炒り黒ごま —— 小さじ2

ごま油 —— 大さじ1/2

作り方

1 鍋にごま油をひいて中火にかけ、牛肉を入れてほぐしながら炒める。肉の色が変わったら、Ⓐを加えてさっと炒める。

2 Ⓑを注ぎ入れ、煮立ったらアクを取り、もずくを加えて5分煮る。

3 塩、こしょうで味を調える。最後に三つ葉を加え、さっと煮て火を止め、黒ごまを散らす。

197kcal ｜ 塩分1.7g ｜ 食物繊維2.2g ｜ たんぱく質14.9g

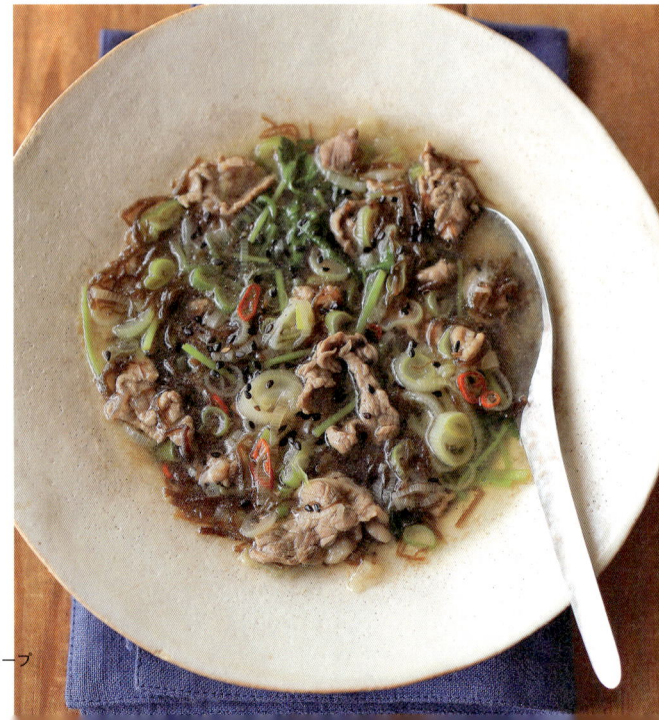

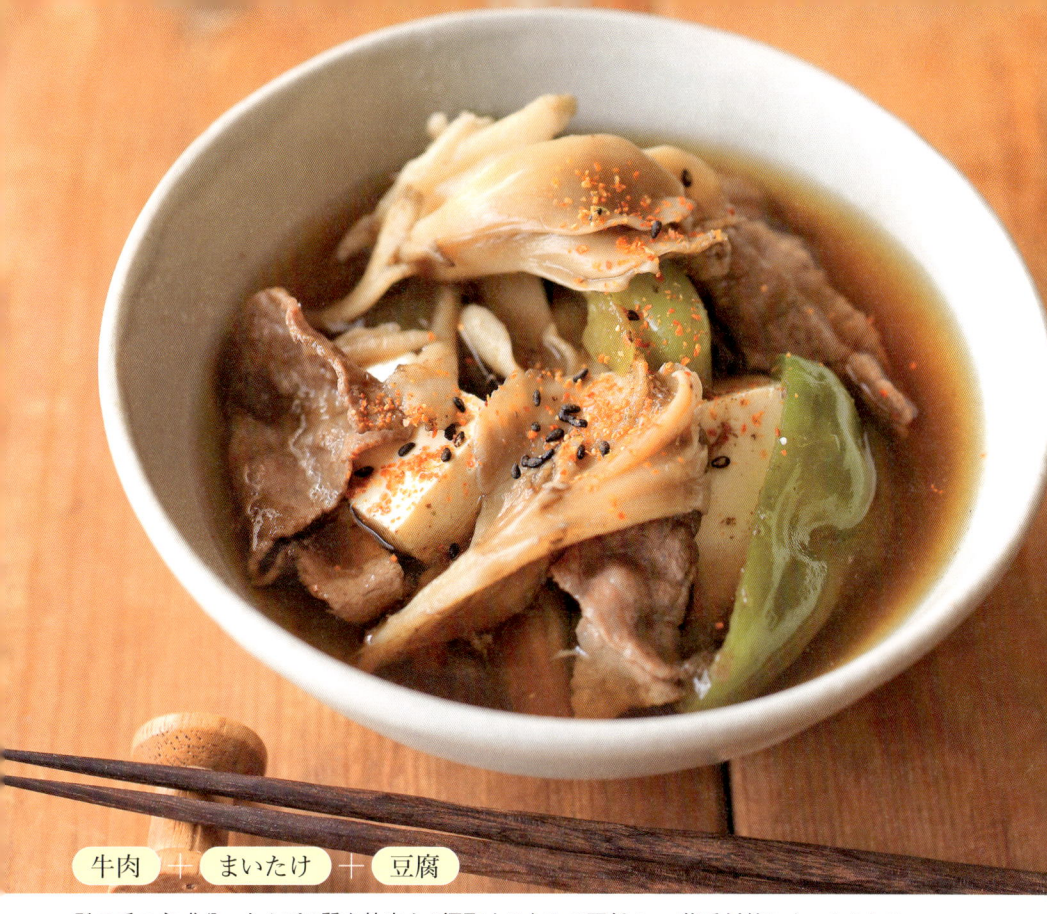

牛肉 ＋ まいたけ ＋ 豆腐

髪の毛の主成分・たんぱく質を効率よく摂取するための亜鉛や、 薄毛対策によいとされる
鉄を含む牛肉、 育毛剤にも含まれるナイアシンのあるまいたけを使った肉すいです。
髪の毛の色の素となるメラニンの合成を助けるチロシンを含む豆腐も入れて。

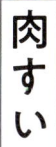

肉すい

材料（2人分）

牛しゃぶしゃぶ用肉 ── 140g

Ⓐ とろろ昆布 ── 5g ➡細かくほぐす

　まいたけ ── 1/2パック（50g） ➡小房にほぐす

　水 ── 400㎖

　しょうゆ ── 大さじ1

　みりん ── 小さじ2

　塩 ── 少々

絹ごし豆腐 ── 1/2丁（150g） ➡ひと口大に切る

ピーマン ── 2個 ➡ヘタと種を取り、縦4等分に切る

七味唐辛子 ── 適量

作り方

1 鍋にⒶを入れてひと煮立ちさせ、牛肉を広げながら入れる。

2 再び煮立ったらアクを取り、豆腐とピーマンを加えて2〜3分煮る。器に盛り、七味をふる。

218kcal ｜ 塩分1.8g ｜ 食物繊維3.2g ｜ たんぱく質19.4g

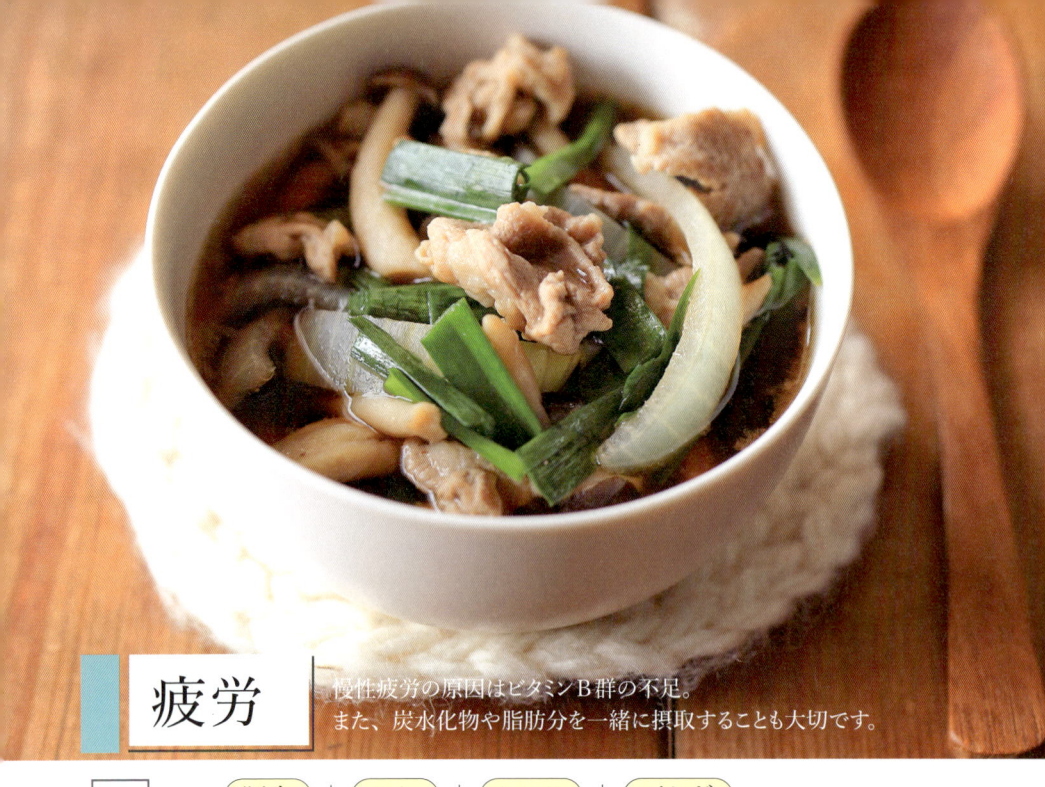

疲労

慢性疲労の原因はビタミンB群の不足。
また、炭水化物や脂肪分を一緒に摂取することも大切です。

豚とにらのスタミナ炒めスープ

（ 豚肉 ）＋（ にら ）＋（ しめじ ）＋（ 玉ねぎ ）

豚肉は、疲労回復に必須なビタミンB群を豊富に含みます。玉ねぎには
ビタミンB₁の吸収を高めるアリシンが含まれます。また、玉ねぎは空気に
触れることで抗酸化作用がアップするので、なるべく細かく切ることもポイントです。

材料（2人分）

豚こま切れ肉 ── 180g ➡大きければ半分に切る
にら ── 1/2束 ➡3cm長さに切る
Ⓐ 塩・こしょう ── 各少々
　 片栗粉 ── 小さじ1
Ⓑ しめじ ── 1袋（100g）➡ほぐす
　 玉ねぎ ── 1/2個
　　　➡繊維に対して垂直に1cm幅に切る
Ⓒ 水 ── 400㎖
　 酒 ── 大さじ1
　 しょうゆ ── 小さじ2
　 オイスターソース ── 小さじ1
　 砂糖 ── 小さじ1
ごま油 ── 大さじ1/2

作り方

1 鍋にごま油をひいて中火にかけ、豚肉を入れてほぐしながら炒める。肉の色が変わってきたらⒶをふり入れ、混ぜながらなじませる。

2 肉をはじに寄せ、あいたところにⒷを入れて中火でさっと炒める。

3 Ⓒを加えて強めの中火で煮立てる。アクを取って火を弱め、ふたをして6〜7分煮る。にらを加えてひと煮立ちさせる。

282kcal ｜ 塩分1.6g ｜ 食物繊維2.6g ｜ たんぱく質19.6g

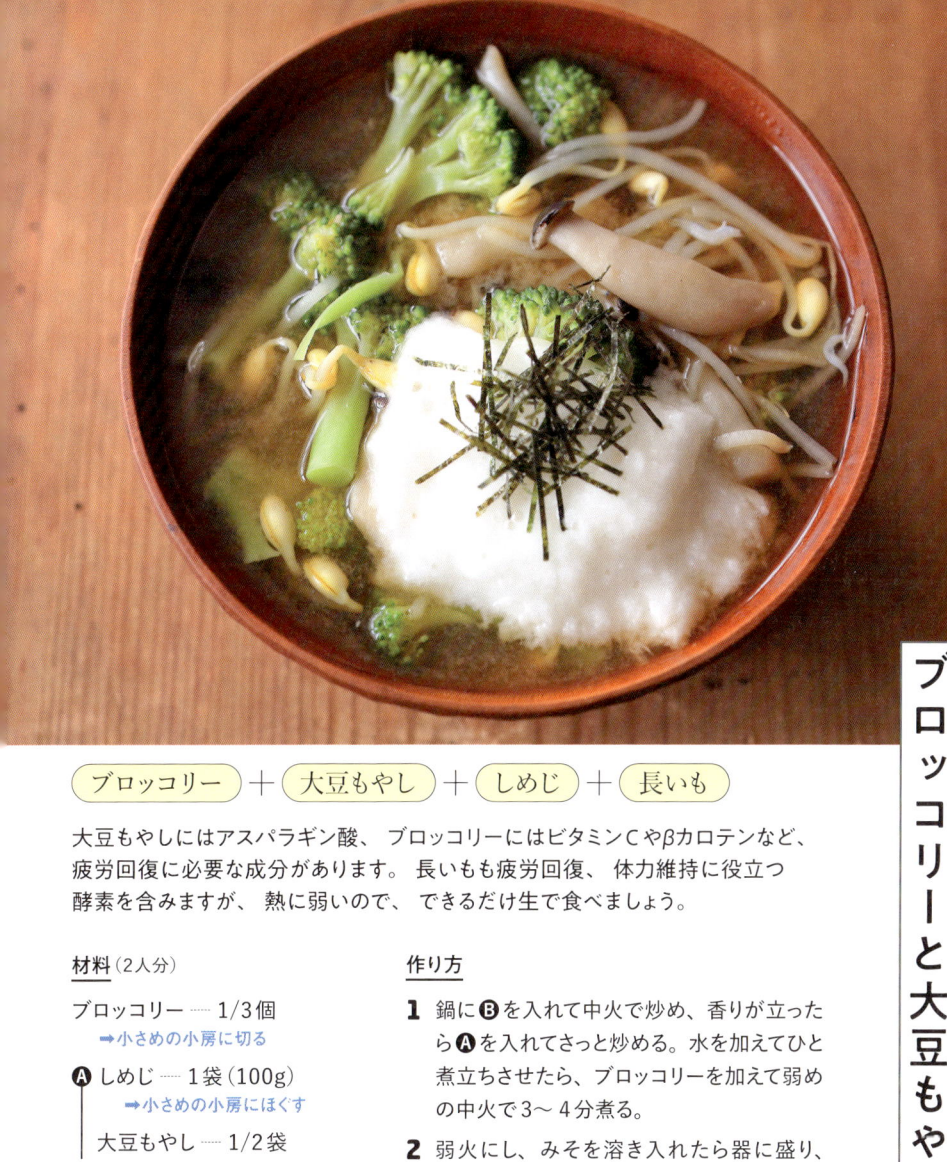

ブロッコリー ＋ 大豆もやし ＋ しめじ ＋ 長いも

大豆もやしにはアスパラギン酸、ブロッコリーにはビタミンCやβカロテンなど、疲労回復に必要な成分があります。長いもも疲労回復、体力維持に役立つ酵素を含みますが、熱に弱いので、できるだけ生で食べましょう。

材料（2人分）

ブロッコリー —— 1/3個
　➡小さめの小房に切る
A しめじ —— 1袋（100g）
　➡小さめの小房にほぐす
　大豆もやし —— 1/2袋
長いも —— 50g ➡すりおろす
B ちりめんじゃこ —— 8g
　ごま油 —— 小さじ1
水 —— 400㎖
みそ —— 小さじ4
刻みのり —— 適量

作り方

1 鍋に**B**を入れて中火で炒め、香りが立ったら**A**を入れてさっと炒める。水を加えてひと煮立ちさせたら、ブロッコリーを加えて弱めの中火で3〜4分煮る。

2 弱火にし、みそを溶き入れたら器に盛り、すりおろした長いもをかけ、刻みのりをのせる。

200kcal｜塩分1.7g｜食物繊維5.5g｜たんぱく質10.0g

免疫アップ

免疫細胞は腸に集中しているので、腸内環境を
ととのえる発酵食品や繊維質の豊富な食材の摂取を。

ぶりと小松菜のごまみそ汁

(小松菜) ＋ (まいたけ) ＋ (みそ)

デトックス力の高い不溶性食物繊維と免疫を高めるビタミンCを含む小松菜、
免疫細胞を活性化させるβグルカンのあるまいたけ、麹菌や乳酸菌たっぷりのみそで
作るみそ汁は、腸内をととのえ、免疫を高めてくれます。

材料（2人分）

ぶり —— 小2切れ

小松菜 —— 1/2束 ➡1cm幅に切る

まいたけ —— 1パック（100g）➡小房にほぐす

酒 —— 大さじ2

水 —— 400㎖

Ⓐ すり白ごま —— 大さじ2
　　みそ —— 小さじ4
　　おろししょうが —— 1/2片分

塩・こしょう —— 各少々

ごま油 —— 小さじ1

作り方

1 ぶりはペーパータオルに挟んで余分な水
けを取り、塩、こしょうをまぶす。

2 鍋にごま油をひき、ぶりを皮目から入れ、
強めの中火で両面に焼き色をつけ、酒
をふってアルコール分を飛ばす。

3 まいたけと水を加え、強火でひと煮立ち
させたら、ふたをして弱火で5分煮る。

4 小松菜を加え、3〜4分煮て、最後にⒶ
を加えてみそを溶かす。

243kcal ｜ 塩分1.8g ｜ 食物繊維4.0g ｜ たんぱく質17.3g

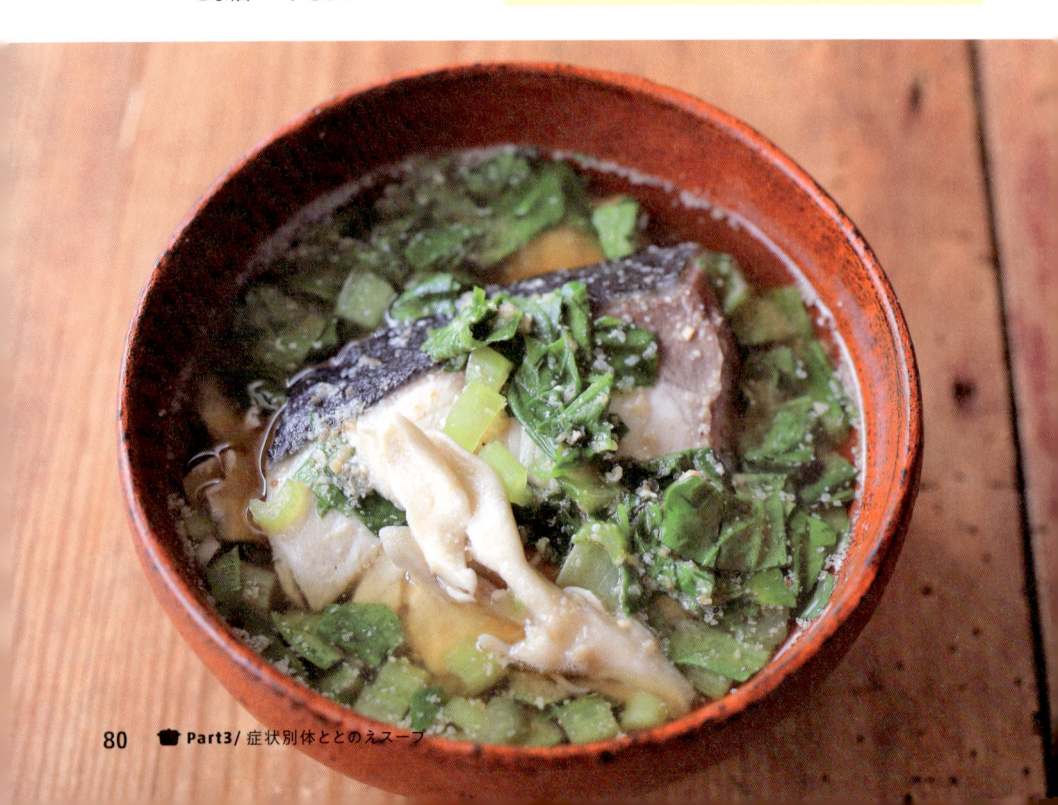

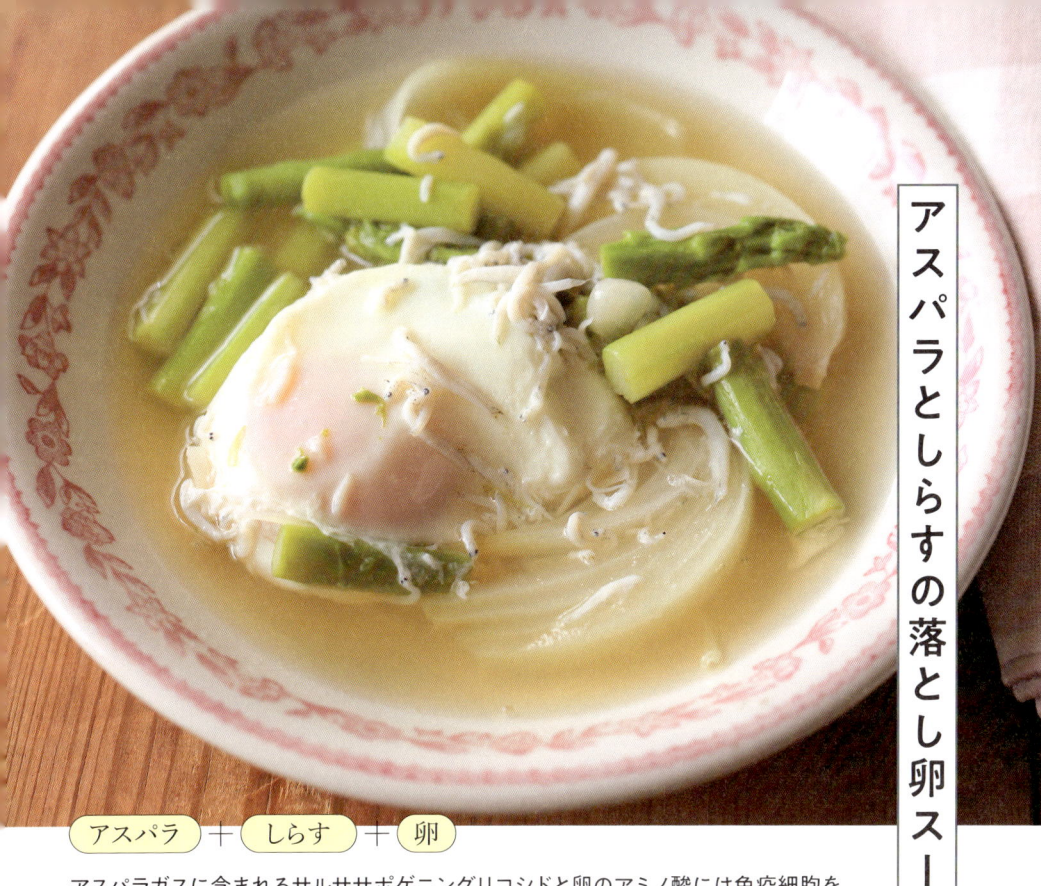

アスパラとしらすの落とし卵スープ

アスパラ ＋ しらす ＋ 卵

アスパラガスに含まれるサルササポゲニングリコシドと卵のアミノ酸には免疫細胞を活性化させ、抗ウイルスの作用があります。しらすのビタミンDは免疫をアップ。体が弱ってきたな、風邪をひきそうだなと感じたら飲みたい一皿です。

材料（2人分）

グリーンアスパラガス ── 4〜5本

卵 ── 2個

A にんにくの薄切り ── 1片分

油 ── 小さじ1

B しらす干し ── 30g

玉ねぎ ── 1/2個

➡芯をつけたまま1cm幅のくし形切り

片栗粉 ── 小さじ2

C 水 ── 400㎖

酒 ── 大さじ1

しょうゆ ── 小さじ1/2

塩 ── 小さじ1/4

作り方

1 アスパラガスは、下半分をピーラーで皮をむき、3cm長さに切る。

2 鍋に**A**を入れて中火で熱し、香りが立ったら**B**を加えてさっと炒め、**C**を加える。

3 煮立ったら火を弱めて2分ほど火を通し、アスパラガスを加え、倍量の水（分量外）で溶いた片栗粉を入れて混ぜながらとろみをつける。

4 卵を1個ずつそっと落とし入れ、ふたをして卵がほどよいかたさになるまで弱火で約3分煮る。

150kcal ｜ 塩分1.5g ｜ 食物繊維1.7g ｜ たんぱく質10.7g

レンチンワンカップスープ

耐熱カップに直接材料を入れ、電子レンジで加熱するだけで完成。
そんな手軽かつ栄養たっぷりのワンカップスープを4品、ご紹介します。

トマト＆ミックスベジのミルファンテ

ミルファンテとは、イタリアのトマト入りかき玉スープのこと。ミックスベジタブルを使うことで手軽に野菜をバランスよく摂取することができます。

材料（1人分）

卵1個　粉チーズ大さじ2
パン粉大さじ1　ミニトマト3
個 ➡ヘタを取って半分に切る
Ⓐ［水150㎖　ミックスベジ
タブル（冷凍）大さじ2　塩・
こしょう各少々］

作り方

1 ボウルに卵を溶きほぐし、粉チーズとパン粉を混ぜる。
2 耐熱カップにⒶを入れて混ぜ、電子レンジで3分加熱する。
3 一度取り出し、1とミニトマトを加え、電子レンジでさらに1分〜1分30秒加熱する。カップを取り出し、卵をほぐすようにして混ぜる。

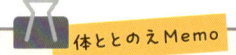

体ととのえMemo

小さくともリコピン豊富なミニトマトに、カルシウムたっぷりの粉チーズがポイントです。

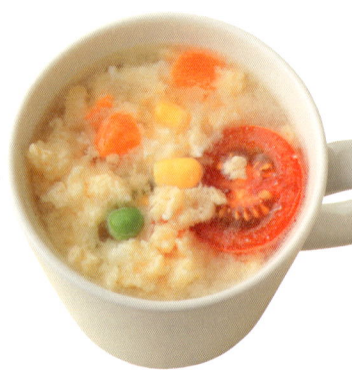

| 159kcal | 塩分1.2g | 食物繊維1.6g | たんぱく質12.8g |

キムチ豆腐スープ

発酵食品のキムチは、腸内の善玉菌を増やし、悪玉菌を減らす働きのある乳酸菌が豊富で腸内の活動を活発化。便秘の改善、感染症の予防などに働きかける腸活スープです。

体ととのえMemo

豆苗にはビタミンK・C、葉酸が多く、若々しさを保つ効果が期待できます。抗酸化作用があるβカロテンも含むため、老化予防にも作用する野菜です。

材料（1人分）

絹ごし豆腐1/3丁（100g）➡食べやすい大きさに切る
白菜キムチ30g ➡食べやすい大きさに切る
豆苗1/3束 ➡長さを2〜3等分する
Ⓐ［水150㎖　みそ小さじ1弱］

作り方

1 Ⓐはよく混ぜる。
2 耐熱カップに豆腐、豆苗、キムチを入れる。1を注ぎ入れ、ラップをふんわりとかけて電子レンジで3分〜3分30秒加熱する。

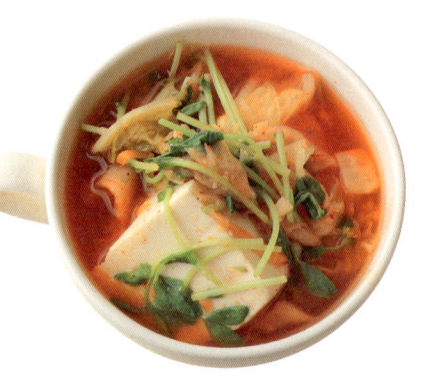

| 81kcal | 塩分1.5g | 食物繊維2.5g | たんぱく質7.8g |

あさりと冷凍ほうれん草のチャウダー

栄養価の豊富なあさりですが、特に注目したいのは、貧血予防によい鉄、味覚や免疫に作用する亜鉛、中性脂肪やコレステロール値を下げ、滋養強壮にもよいタウリンなど。疲労を感じたら、ぱぱっと飲んでほしい1杯。

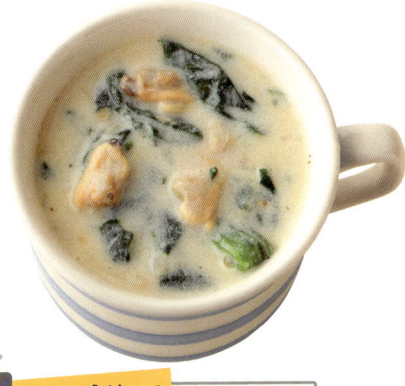

材料（1人分）

Ⓐ［あさり水煮缶小1/2缶（30g）　冷凍ほうれん草40g］
玉ねぎ1/8個 ➡みじん切り
バター8g　薄力粉大さじ1　牛乳150㎖
みそ小さじ1　こしょう少々

作り方

1 耐熱カップに玉ねぎとバターを入れ、ラップをふんわりとかけて電子レンジで2分加熱する。

2 すぐに取り出して薄力粉を加えて混ぜたら、牛乳を少しずつ加えて混ぜ合わせる。

3 Ⓐとみそを加えて混ぜ、再度ラップをふんわりとかけて電子レンジで2分30秒加熱する。取り出してよく混ぜ、こしょうで味を調える。

体ととのえMemo

調理の手間が省け、保存しやすい冷凍野菜は、忙しい人に積極的に使ってほしい素材。ほうれん草には、鉄だけでなく、鉄の吸収を助けるビタミンCも含まれています。

238kcal ｜ 塩分1.5g ｜ 食物繊維2.2g ｜ たんぱく質14.0g

黒ごまバナナ汁粉

濃厚で甘いデザートスープです。ごまには抗酸化力の極めて高い成分・ゴマリグナンが含まれ、良質な食物繊維やオリゴ糖が含まれるバナナと一緒に食べることで腸内をきれいにしてくれます。

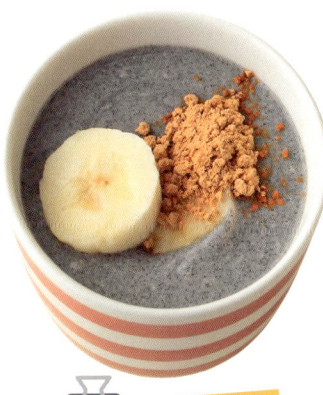

材料（1人分）

Ⓐ［練りごま（黒）20g　砂糖小さじ4　片栗粉小さじ1　水大さじ2　塩少々］
バナナ1/4本 ➡1㎝幅の輪切り
無調整豆乳150㎖　きな粉小さじ1

作り方

1 耐熱カップにⒶを入れてよく混ぜる。

2 ラップをふんわりとかけ、電子レンジで30～40秒加熱する。すぐに取り出し、豆乳を少しずつ加えてよく混ぜ、再度ラップをして50秒～1分加熱する。

3 カップを取り出して混ぜ、バナナときな粉をのせる。

体ととのえMemo

黒ごまには、血行を促進して頭皮の健康を促すセサミンが、バナナときな粉には食物繊維が含まれています。美肌、美髪を作り、腸内をすっきりさせるデザートスープです。

280kcal ｜ 塩分0.1g ｜ 食物繊維3.1g ｜ たんぱく質10.2g

冷やごはんが
腸内をきれいにしてくれる!?

「冷やごはん」を食べると、腸内環境がととのうことをご存知でしょうか？ 注目すべきは、ごはんを加熱したあと、冷める過程で生まれる「レジスタントスターチ」という物質。「難消化性でんぷん」とも呼ばれます。 本来、でんぷんは小腸で吸収されますが、レジスタントスターチは食物繊維のように分解されます。 そのおかげで腸内環境がよい状態となり、体に有益に働く短鎖脂肪酸が作られ、免疫の働きを調整したり、インスリンの分泌に作用し肥満を予防する効果などをもたらしてくれます。

このレジスタントスターチは、研究により、米を炊いたあと、室温で1時間おいて冷ますと2.9倍に増え、炊飯後すぐ冷凍保存すると2.1倍に増えるという報告もされています。

そうはいっても「ごはんはやっぱり温かくして食べたい」という方もいらっしゃるでしょう。 ご安心ください。 電子レンジなどで温めなおすことで、冷めたごはんよりもレジスタントスターチの量は減ってはしまいますが、炊きたてのごはんよりは、多く含まれたままです。

冷やごはんに温かい汁物をかけた場合でも、レジスタントスターチの分量は変わらないそう。「温かいスープのおともに冷やごはん」という組み合わせ、実は、腸内環境を整えるのに最適なおいしい組み合わせともいえます。

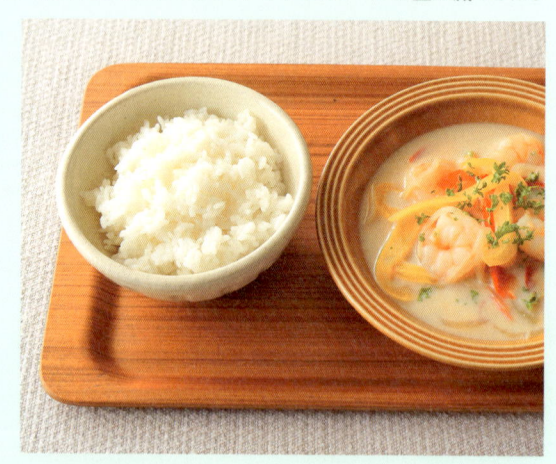

スープと冷やごはん弁当のすすめ

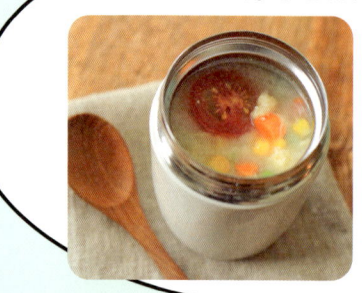

昼食に冷めたごはん（レジスタントスターチ）を食べると、血糖値が急激に上がらないため、午後にだるさや眠気を感じにくくなります。冷めてしっとりしてこそおいしいおむすびといっしょに、ジャーに熱々のスープを入れて、スープ弁当を持っていくのはいかがでしょう。

Part 4

発酵スープで
体がととのう
2週間レシピ

塩麹やしょうゆ麹、酒かすや甘酒、みそ、酢しょうがなど、
発酵調味料を使ったスープを
2週間毎日飲んで、体を中からととのえてみませんか?
1週目は、体をいったんリセット。
2週目で、すっきりした体に栄養をチャージし、
体も心も元気になったことを実感できるような
「2週間集中スープコース」を組んでみました。
すべてのレシピに、動物性、植物性のたんぱく質を
しっかり加えているので満足感も得られます。
ごはんさえ添えれば、立派な夕食となる「おかずスープ」なので、
忙しくても、疲れ気味でも、気軽に作れます。
もちろん栄養バランスも抜群。
ぜひ、2週間のスープ生活に、トライしてみてください。

発酵調味料を使った発酵スープで、
体をゆるりと、ととのえて、
元気ときれいを手に入れるための
2週間をスタート！

最近、疲れが残りがちで、肌の調子もいまいち。体も冷えるし、肩こりも気になる、そのうえお腹もつまり気味で脂肪もついてきてしまったような……。
それ、腸内の乱れに原因があるのかも。
腸内環境をととのえるには、乳酸菌やビフィズス菌、麹菌など腸によい菌を含む発酵食材を食べて、有用菌を増やす必要があります。このところ注目されているのは、発酵食材に含まれるブラウティア菌。一部では「やせ菌」ともいわれています。**この菌が腸内に定着していると、脂肪の蓄積を抑制、代謝を促し、太りにくい体を作ることがわかっています。**ただし！食品から摂取した菌類は2〜3日で体外に排出されてしまうので、**毎日コツコツ発酵食品を食べることが大切**なんです。
とはいえ、日々腸をクリーンにする献立を考えるのは大変ですよね。
そこで、まずは2週間、発酵調味料を使った発酵スープで腸内環境をととのえることにトライしてみましょう。掲載しているのは、野菜や肉、魚などのたんぱく質もたっぷり入った食べごたえのあるおかずスープだから、ごはんを添えるだけでOK。
準備も後片付けもらくらくです。
おいしいスープを毎日飲む。ただそれだけで、体も心も元気に。肌や髪も潤ってつやつや、ピカピカに。そんなハッピーな未来、スープで引き寄せてみませんか?

準備

2週間のスープ生活を始める前に、発酵スープのベースとなる
塩麹、しょうゆ麹、カレー麹、酢しょうがを作ります。
どれも混ぜるだけだから簡単で、夏は1週間程度、
秋・冬は10日〜2週間くらいで仕上がります。
作り方はP88〜89を参照してください(市販品をとり入れてもOK)。

1週目　発酵スープで腸を意識する生活をはじめよう！

まずは1週間、栄養バランスのよい発酵スープを飲むことで、

乱れていた腸内をいったんリセット。

崩れていた体調を立て直します。

そして、もうひとつ大切なこと。

それは、体調やお通じ、肌の状態など、自分の体の状態を意識し、

自分自身をちゃんとケアしてあげる習慣を

身につけること！です。

2週目　腸内環境をととのえて理想の状態をキープしながら、スープ生活を楽しむ！

腸活力のベースができてきたら、

2週目からはメニューもワンランクアップ。

体内では作ることのできない必須脂肪酸を含む青魚や、

代謝を上げ、脂肪燃焼作用もある牛肉などもプラス。

抗酸化力の強い緑黄色野菜もとり入れながら

元気な体の土台作りにもとりかかりましょう。

洋風、アジアン、エスニックなど、

世界各国の人気メニューをベースに

アレンジした発酵スープもご紹介しています。

発酵スープに使う、
発酵調味料について

私たちが普段から使っている、みそ、しょうゆ、酢、みりん、酒はすべて発酵調味料です。
ここでは、2週間のスープに意識して使う主な発酵調味料の栄養についてと、自家製発酵調味料の作り方についてご紹介します。

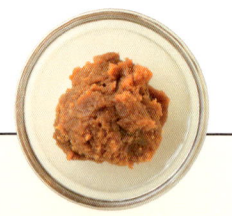

みそ

みそには、米みそ、麦みそ、豆みそ、そして2種以上のみそを合わせた合わせみその4種があります。本書では好きなみそを使ってください。
みそに含まれるオリゴ糖や食物繊維は腸内細菌のバランスをとります。ほかにも美肌作りを助けるビタミンEや細胞の老化をおさえる抗酸化物質、体内では合成できない必須アミノ酸もあります。

酒かす

酒かすは米、麹、酒を含む発酵食品です。酒かすには、血圧の上昇を抑え、血流を改善するペプチド、美しい肌や髪を維持するのに欠かせないビタミンB_2やB_6、整腸作用のある不溶性食物繊維やオリゴ糖が含まれています。またレジスタントスターチと呼ばれる物質もあり、これは有用菌の発育を促し、腸内で有害な菌の発育を抑制する作用があります。

甘酒

甘酒には米麹を原料にした「米麹甘酒」と、酒かすを原料にした「酒かす甘酒」があります。どちらも発酵食品ですが、本書では米麹甘酒を使います。飲む点滴と呼ばれるほど栄養価の高い甘酒。米麹甘酒には、オリゴ糖、水溶性と不溶性両方の食物繊維が含まれており、腸内環境をととのえる作用があります。ビタミンB群もあり、摂取した栄養をエネルギーにかえる代謝をサポートします。髪や肌の健康、太りにくい体作りに、甘酒はかなり有効です。

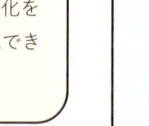

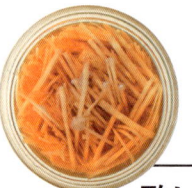

酢しょうが

酢に含まれる酢酸には、疲労回復効果と、脂肪の合成を抑制して体脂肪の蓄積を抑える働きがあります。しょうがは新陳代謝を促し、血行を促進、冷えを改善するのを助けます。

材料と作り方（作りやすい分量）しょうが100gはよく洗って水けをきり、ペーパータオルで余分な水分を取り、皮ごとせん切りにする。熱湯かアルコールで消毒した保存瓶にしょうがを入れ、はちみつ小さじ1、塩小さじ1/2、酢100〜150㎖を入れてよく混ぜ、ひと晩以上おく。

保存期間 冷蔵庫で10日程度保存可能です。

3kcal｜塩分0.2g｜食物繊維0.1g｜たんぱく質0.0g

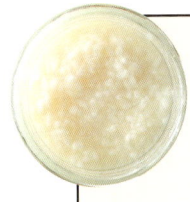

塩麹

麹には、有用菌のエサとなり、腸内環境をととのえるオリゴ糖、糖をエネルギーにかえ、たんぱく質の代謝を促すビタミンB群が含まれています。継続的に摂取することで、整腸作用、太りにくい体作りのサポート、美肌や美髪作りに働きかけます。

材料（作りやすい分量）

米麹 200g　塩 60g　水 200〜250㎖
＊乾燥麹を使用する場合は、水は麹の1.5倍量。

作り方

1 大きめのボウルに米麹を入れ、手でこすり合わせてパラパラになるようにほぐす（a）。

2 塩を加えて、麹にもみ込むようにしっかりとすり合わせる（b）。

3 香りが立ってしっとりしてきたら（にぎってひとまとまりになるような状態）、水を加えてスプーンで混ぜ合わせる（c）。熱湯かアルコールで消毒した保存瓶に移し、少しずらしてふたをのせた状態で、常温におく（d）。

4 1日1回、清潔なスプーンで混ぜる。とろりとして麹のいい香りがし、麹の粒の芯がなくなったら完成（夏は1週間程度、冬は2週間くらいで仕上がる）。

保存期間 時々混ぜながら、冷蔵庫で6カ月程度保存可能です。

15kcal｜塩分 1.8g｜食物繊維 0.1g｜たんぱく質 0.3g

a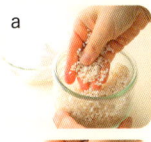
b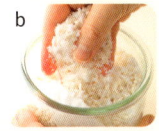
c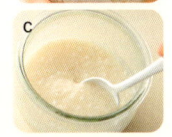
d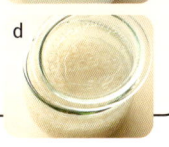

しょうゆ麹

抗酸化作用のあるポリフェノールやメラノイジンなどを含むため、細胞の老化抑制、疲労回復、免疫向上などに働きかけます。

材料と作り方（作りやすい分量）熱湯かアルコールで消毒した保存容器に、手でこすり合わせてパラパラになるようにほぐした米麹200gを入れ、しょうゆ200〜250㎖を注ぎ入れてスプーンで混ぜ合わせる（乾燥米麹を使う場合は、60℃のぬるま湯100㎖を加えて作る）。常温におき、1日1回、清潔なスプーンでかき混ぜる。＊完成までの期間は塩麹参照。

保存期間 時々混ぜながら、冷蔵庫で6カ月程度保存可能です。

23kcal｜塩分 1.3g｜食物繊維 0.1g｜たんぱく質 1.0g

★常温の目安は、15℃以上、20℃程度。直射日光が当たらず、涼しい冷暗所が好ましい。そのような場所がない場合、特に雑菌が発生しやすい夏場は、冷蔵庫の野菜室で発酵させるとよい。

＊発酵調味料の保存期間は目安です。栄養価は、麹調味料は大さじ1、酢しょうがは10gあたりの数値です。

カレー麹

クミンやコリアンダー、ガラムマサラなどを含むカレー粉は、炎症抑制、免疫向上、血糖値のコントロールなどに作用します。

材料と作り方（作りやすい分量）熱湯かアルコールで消毒した保存容器に、手でこすり合わせてパラパラになるようにほぐした米麹200gを入れ、カレー粉小さじ5（10g）を加えてスプーンで混ぜ合わせる。水200〜250㎖を加えてさらによく混ぜ、常温におき、1日1回、清潔なスプーンでかき混ぜる。＊完成までの期間は塩麹参照。

保存期間 時々混ぜながら、冷蔵庫で6カ月程度保存可能です。

18kcal｜塩分 1.7g｜食物繊維 0.5g｜たんぱく質 0.5g

腸内からきれいにする リセットおかずスープ

一皿でたんぱく質と野菜をバランスよく摂取できるリセットおかずスープは、満足感もあるうえに、腸内から体すっきり。体の調子をととのえます。

塩麹漬け鶏肉のしょうが白湯風スープ

\ 発酵調味料 /

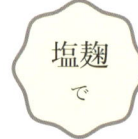

塩麹 で

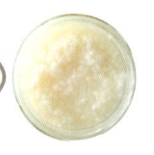

塩麹で鶏肉をしっとり柔らかくし、スープに旨みを加えます。
食物繊維豊富な野菜やきのこで、腸内をスッキリさせることもできます。

材料（2人分）

鶏むね肉（皮なし）── 180g
塩麹（P89）── 大さじ1
片栗粉 ── 適量
Ⓐ えのきたけ ── 1/2束（100g）
　　➡長さを半分に切る
　 にんじん ── 1/3本（60g）➡細切り
　 牛乳 ── 100mℓ
　 水 ── 400mℓ
　 塩麹 ── 小さじ2
　 みりん ── 小さじ1
　 おろししょうが ── 1/3片分
長ねぎ ── 大1本 ➡斜め切り
豆苗 ── 1/2束
　➡根元を切って3等分
絹ごし豆腐 ── 小1/2丁（100g）
　➡食べやすい大きさに切る

準備：

鶏肉は繊維に対して垂直に包丁を入れて斜め薄切りにし、塩麹をもみ込んで10分以上（できればひと晩）おく。

作り方

1　鶏肉に片栗粉をまぶす。
2　鍋にⒶを入れて煮立て、1と長ねぎと豆苗を加えて5分煮る。豆腐を加え、ひと煮立ちさせる。

211kcal｜塩分1.6g｜食物繊維4.9g
｜たんぱく質27.0g

体ととのえMemo

塩麹は腸内の有用菌のエサとなり、オリゴ糖を作る酵素を含んでいますので、腸内環境をととのえる作用も。しょうがの血行促進作用で、体を芯から温める働きもあります。

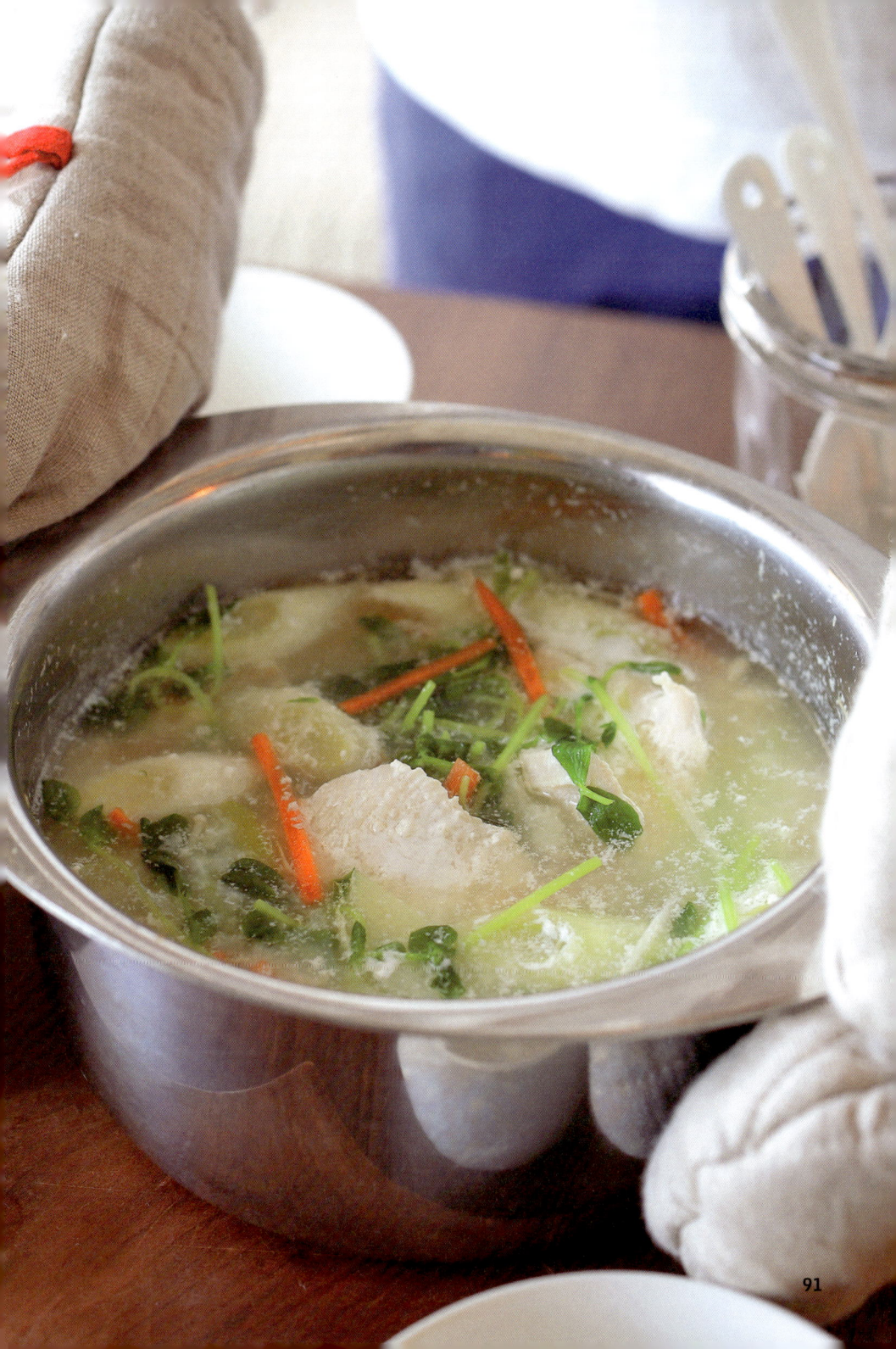

\ 発酵調味料 /

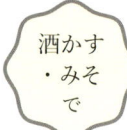

酒かす・みそで

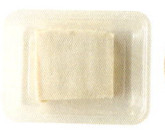

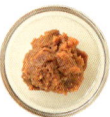

鮭ときのこの酒かすチャウダー

玉ねぎや酒かすの甘みに紅鮭の塩けプラスした、甘じょっぱいスープは
くせになる味。オリゴ糖を含む玉ねぎ、食物繊維と同じ働きをする
レジスタントプロテインというたんぱく質を持つ酒かすが、整腸作用に役立ちます。

材料（2人分）

紅鮭（甘塩）── 2切れ →骨を除いてひと口大に切る

Ⓐ しめじ ── 1袋（100g）→小房にほぐす

玉ねぎ ── 1/4個
→横半分に切ってから1cm幅に切る

Ⓑ 酒かす ── 40g

水 ── 大さじ3

Ⓒ じゃがいも ── 小1個 →皮をむいて1.5cm角に切る

水 ── 300㎖

ブロッコリー ── 1/3個 →小さめの小房に分ける

みそ ── 小さじ2

無調整豆乳 ── 200㎖

塩・こしょう ── 各少々

油 ── 大さじ1/2

作り方

1 耐熱容器に**Ⓑ**を入れてラップを
かけ、電子レンジで2分加熱する。

2 鍋に油をひいて中火で熱し、鮭を
皮目から入れ、両面をさっと焼い
て取り出す。同じ鍋で**Ⓐ**を軽く炒
める。

3 **Ⓒ**を加えて、ひと煮立ちしたらア
クを取り、弱火にし、ふたをして5
～6分煮る。

4 みそを加えて混ぜながら溶き、鮭
を戻し入れ、ブロッコリーも入れ
て2～3分煮る。

5 豆乳を加え、塩、こしょうで味を
調える。

294kcal ｜ 塩分1.8g ｜ 食物繊維12.1g ｜ たんぱく質28.2g

体ととのえMemo

メイン食材のひとつのじゃがいもに
は、整腸作用のある食物繊維、体
内の塩分を排出する作用のあるカリ
ウム、体内のさびつきを除去するビ
タミンCも含まれています。

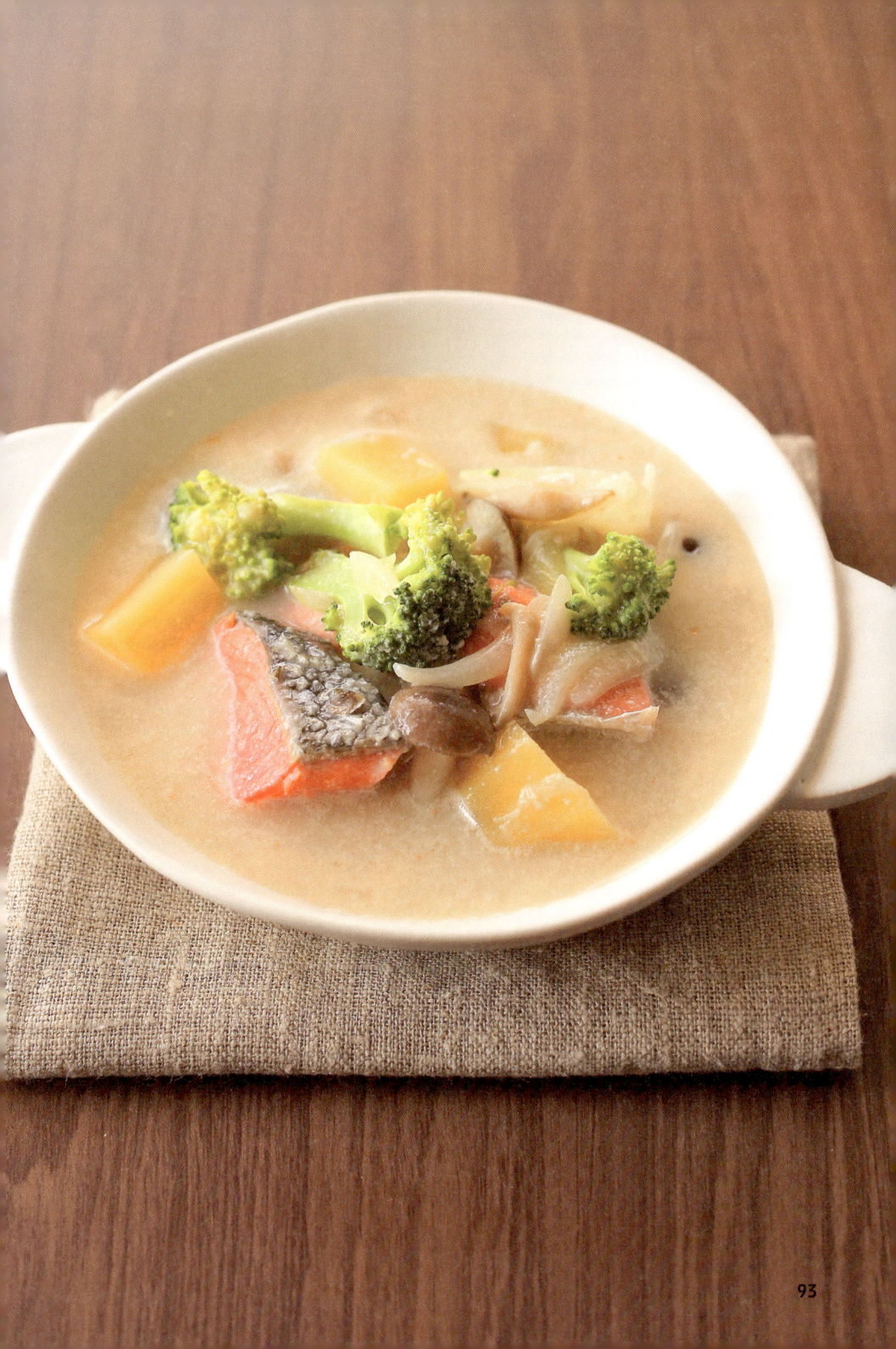

\ 発酵調味料 /

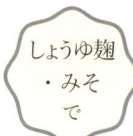 しょうゆ麹・みそで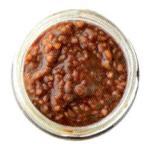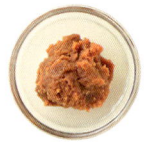

ふわふわ豆腐肉団子のおかずみそ汁

豆腐には、大腸まで届くオリゴ糖が含まれているため、腸内のビフィズス菌を
増やします。食物繊維といっしょに摂取すると基礎代謝が高くなって太りにくい体に。
たっぷり食べたい、でもダイエットもしたいという方におすすめのスープです。

材料(2人分)

Ⓐ 木綿豆腐 —— 1/3丁（100g）
　　➡ペーパータオルに包み、10分重しをして水けをきる

　鶏ひき肉 —— 100g

　しょうゆ麹（P89）—— 大さじ1/2

　片栗粉・おろししょうが —— 各小さじ1

Ⓑ ごぼう —— 1/2本 ➡縦半分に切って、斜め切り

　白菜 —— 1枚 ➡縦半分にし、横に細切り

　とろろ昆布 —— 3g ➡ほぐす

　水 —— 500mℓ

小松菜 —— 1株（25g）➡3〜4cm長さに切る

みそ —— 大さじ1

七味唐辛子 —— 適量

作り方

1 ボウルにⒶを入れ、粘りけが出るまでよく混ぜる。

2 鍋にⒷを入れて、中火にかけ、煮立ったら、**1**をひと口大にまるめて落とし入れ、5分煮る。

3 小松菜を加え、1〜2分煮てみそを溶き入れる。器に盛り、七味をふる。

187kcal｜塩分1.6g｜食物繊維5.1g｜たんぱく質15.5g

体ととのえMemo

しょうゆ麹には、消化酵素が豊富で、食材を柔らかくし、旨みを増す作用があるので、豆腐肉団子は、よりふわふわに。また、麹は乳酸菌や食物繊維も含み、ビタミンB群やミネラルが豊富ですから、腸内環境をととのえ、美肌や疲労回復効果も！

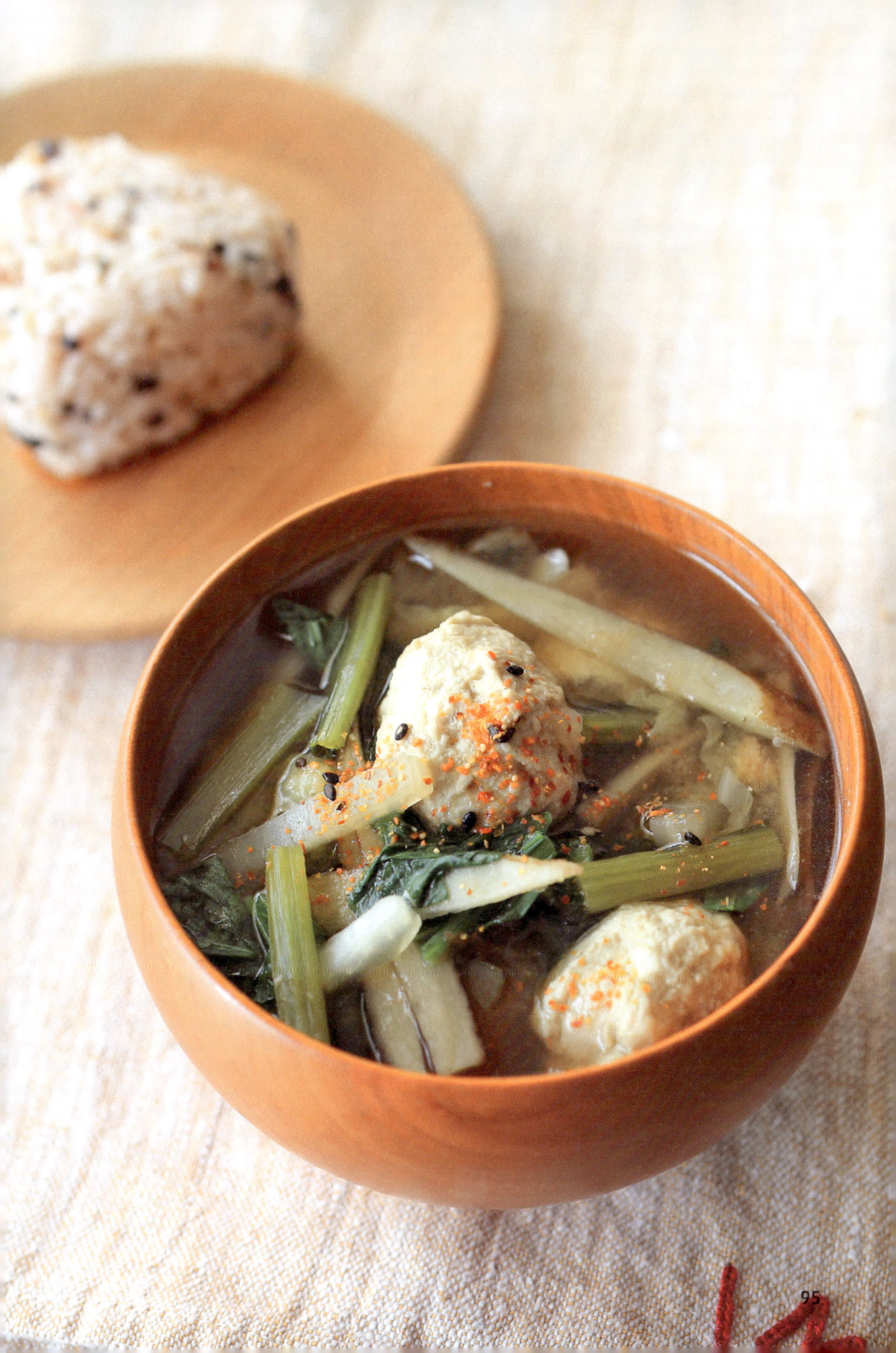

\ 発酵調味料 /

 酢しょうが
で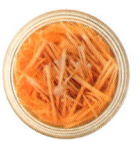

酢しょうが風味のアクアパッツァ風スープ

血中悪玉コレステロールや中性脂肪を減少させて、体内をきれいにととのえてくれる、疲労回復に作用するタウリンを含んだ魚介類をベースにしたごちそうスープです。仕上げにパルメザンチーズをふると味がしまるので、おすすめです。

材料(2人分)

鯛 ── 2切れ

Ⓐ にんにくの薄切り ── 1片分
　油 ── 大さじ1/2

玉ねぎ ── 1/4個 →薄切り

Ⓑ あさり(殻つき・砂抜き済み) ── 100g
　エリンギ ── 1本 →半分の長さにして縦6等分
　白ワイン ── 大さじ1
　酢しょうが(P88) ── 大さじ2(20g)

水 ── 400㎖

ミニトマト ── 3個 →ヘタを取って半分に切る

グリーンアスパラガス ── 4本 →下半分を
ピーラーで皮をむき、3㎝長さに切る

塩・こしょう ── 各適量

作り方

1 鯛はペーパータオルに挟んで余分な水けを取り、塩、こしょう各少々をまぶす。

2 鍋にⒶを入れて弱火にかけ、香りが立ったら鯛を入れ、さっと焼く。

3 鯛をはじに寄せ、あいたところに玉ねぎを入れてさっと炒め、Ⓑを加え、アルコール分を飛ばす。

4 水を注ぎ入れ、煮立ったら、ミニトマトを加える。さらにひと煮立ちしたら塩小さじ1/3、こしょう少々で調味し、弱めの中火で、ふたをして5分煮る。アスパラガスを加えてさらに2分煮る。

206kcal ｜ 塩分1.7g ｜ 食物繊維2.5g ｜ たんぱく質20.5g

 体ととのえMemo

酢しょうがには、血液をさらさらにし、免疫を高める作用があり、脂肪の合成を抑制する作用も。肌をととのえたい、ダイエットしたいという方にもおすすめのレシピです。

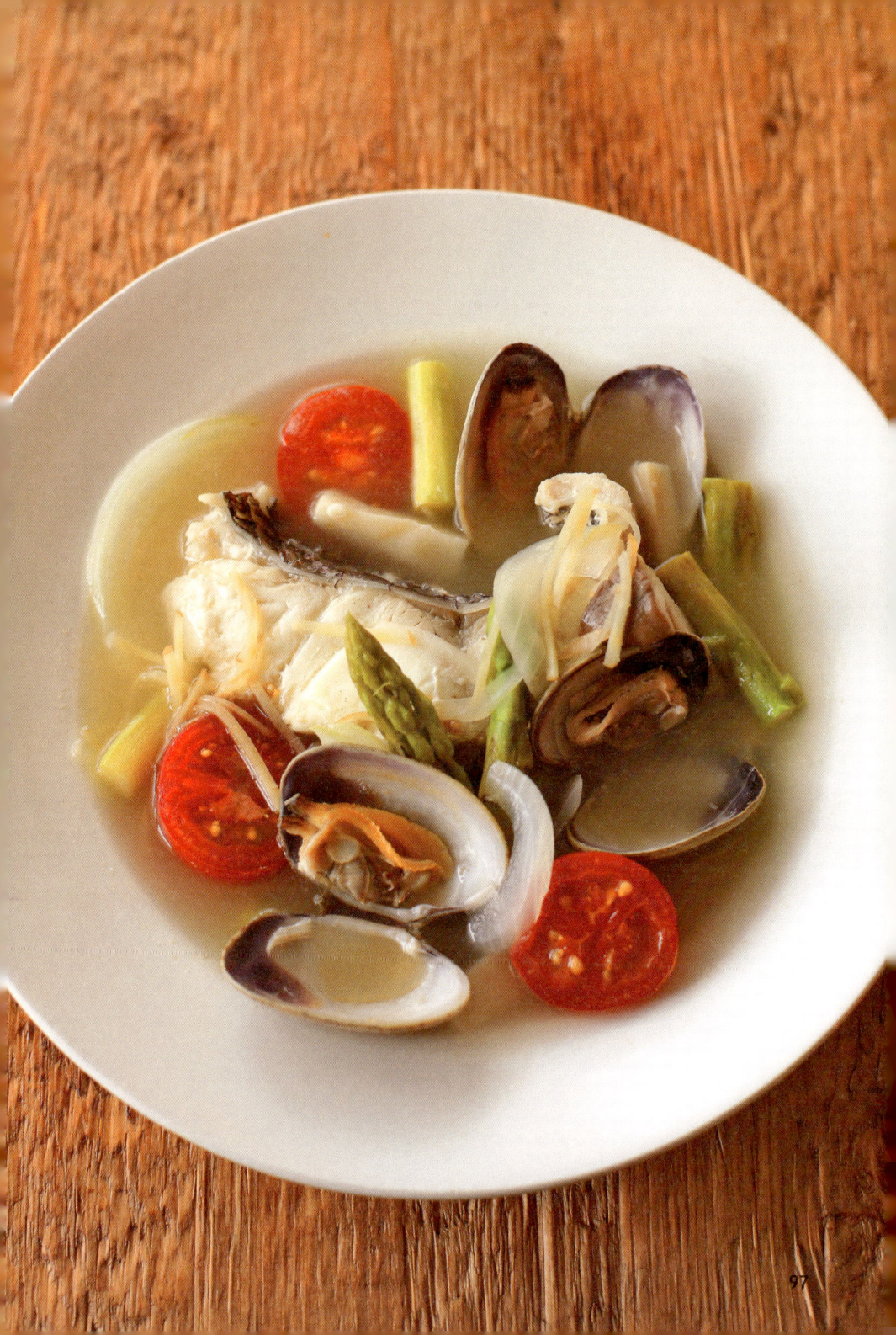

\ 発酵調味料 /

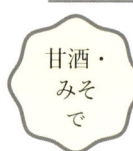 甘酒・みそ で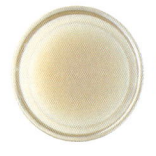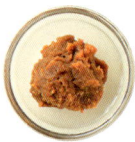

豚と野菜の具だくさん甘酒ちゃんぽんスープ

長崎ちゃんぽんをイメージして、種類豊富な野菜と豚肉をたっぷり入れた、旨みの強いスープです。豚肉に含まれるビタミンB_1は、炭水化物の糖質を脂肪としてため込む前にエネルギーに変えてくれるので、ダイエットスープとしてもおすすめです。

材料（2人分）

豚もも薄切り肉 ── 160g ➡3〜4cmの長さに切る

Ⓐ キャベツ ── 2枚 ➡ひと口大に切る

　にんじん ── 1/4本（40g）➡薄い短冊切り

　もやし ── 1/2袋（120g）

チンゲン菜 ── 1/2株（50g）
　➡縦半分に切り、斜め細切り

Ⓑ 甘酒 ── 150㎖

　みそ ── 大さじ1

Ⓒ 水 ── 300㎖

　オイスターソース ── 小さじ1

ごま油 ── 大さじ1/2

作り方

1 鍋にごま油をひいて中火にかけ、豚肉を入れてほぐしながら炒める。肉の色が変わってきたら、Ⓐを加えて全体を炒め合わせ、Ⓒを加える。

2 煮立ったらアクを取り、ふたをして3〜4分煮る。Ⓑを加えてみそを溶かし、チンゲン菜を加えてさらに2〜3分煮る。

270kcal｜塩分1.7g｜食物繊維3.4g｜たんぱく質20.9g

体ととのえMemo

甘酒には、腸内環境をととのえる発酵の効果に加え、レジスタントプロテインが含まれているため、便秘改善に。腸内のデトックスにもひと役かいます。

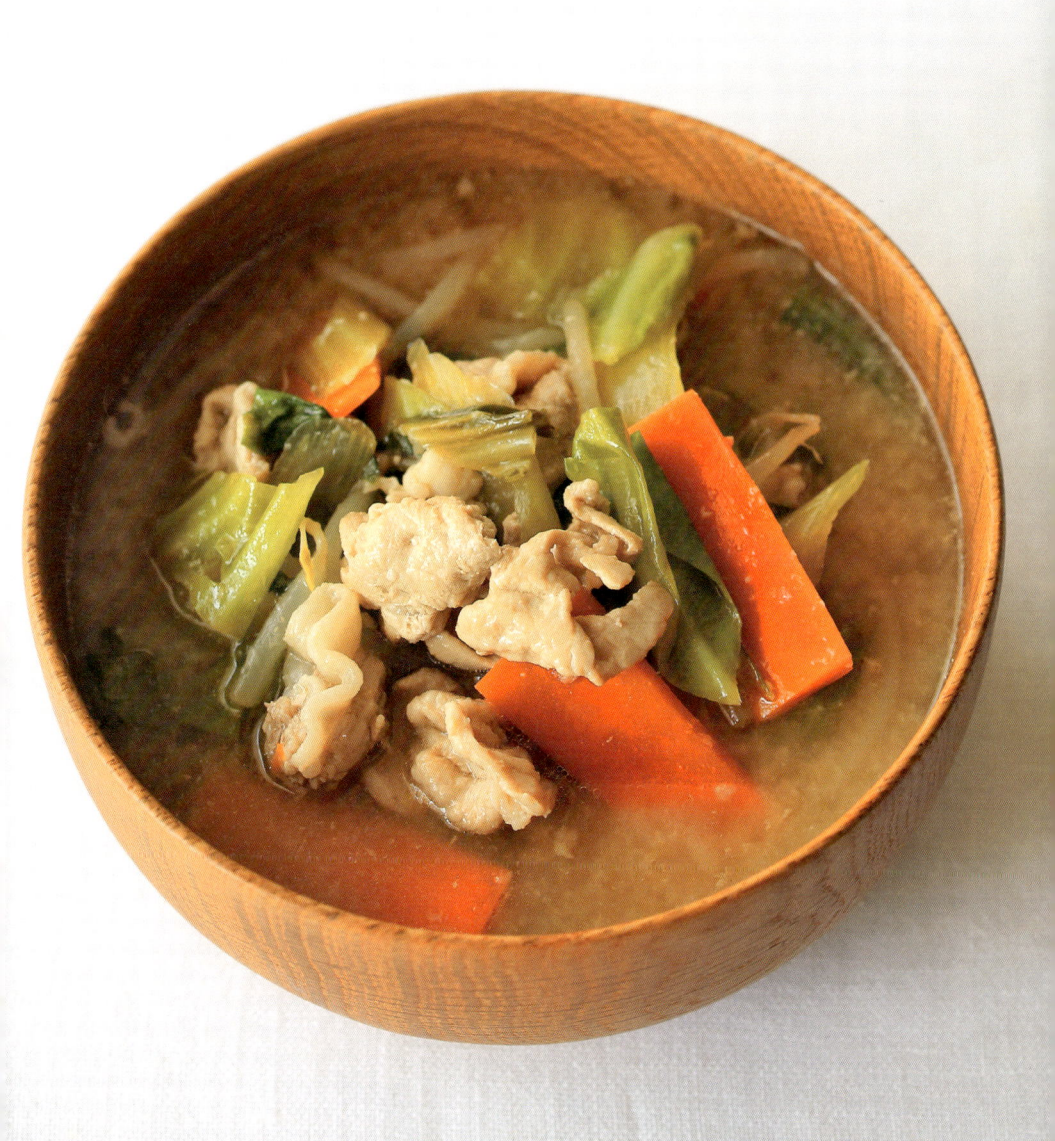

土曜日

発酵調味料

 カレー麹で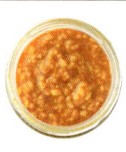

パンチのきいたカレー粉と旨みの強い麹をミックスしたスープは、オールシーズン飲みたくなる味。スパイスと麹の効能がダブルで期待できるのもポイント!

温奴とほうれん草のカレー麹スープ

材料(2人分)

絹ごし豆腐 ── 1丁(300g)
　→水けをきり、半分に切る

ほうれん草 ── 1/2束(100g) →さっとゆで、
水けを絞って3cm長さに切る

Ⓐ 玉ねぎ ── 1/4個 →薄切り
　にんにくのみじん切り ── 1/2片分

Ⓑ マッシュルーム ── 5個 →薄切り
　カレー麹(P89) ── 大さじ2

Ⓒ ツナ水煮缶 ── 1缶(70g)
　赤パプリカ ── 1/2個 →縦に薄切り
　水 ── 350mℓ

ピザ用チーズ ── 40g

油 ── 小さじ1

作り方

1 鍋に油を入れて中火で熱し、Ⓐを炒め、透き通ってきたらⒷを加えて炒め合わせる。

2 豆腐を並べ入れ、Ⓒ(ツナは缶汁ごと)を入れてふたをし、中火で3〜4分煮る。

3 ほうれん草を加え、豆腐の上にチーズをのせ、再度ふたをしてチーズが溶けるまで中火で2分加熱する。

244kcal | 塩分1.8g | 食物繊維4.3g | たんぱく質21.6g

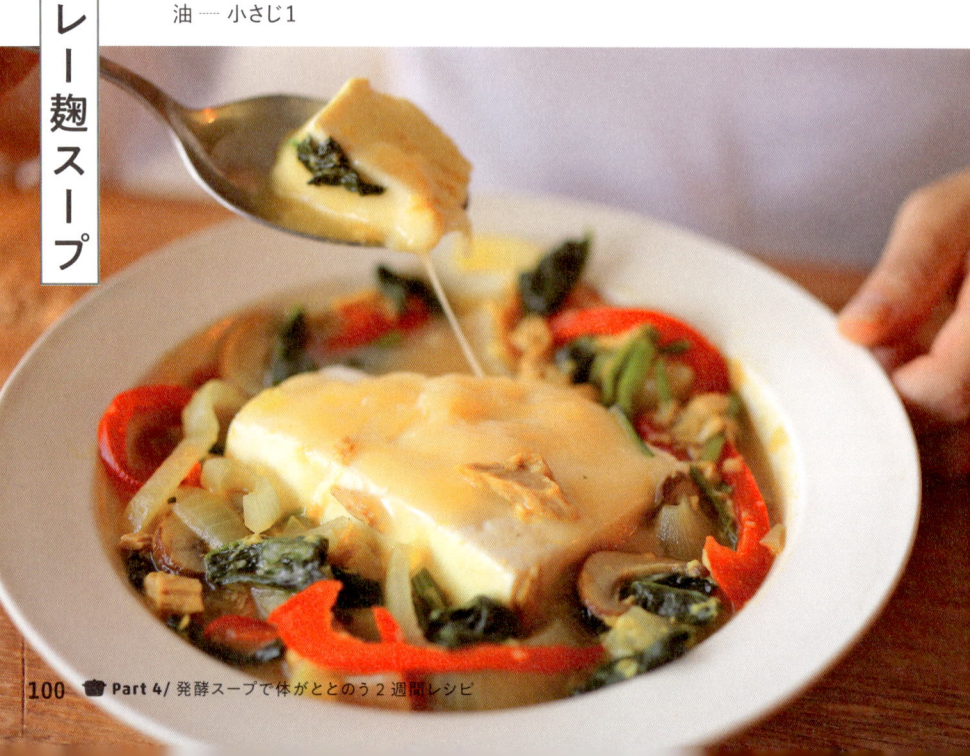

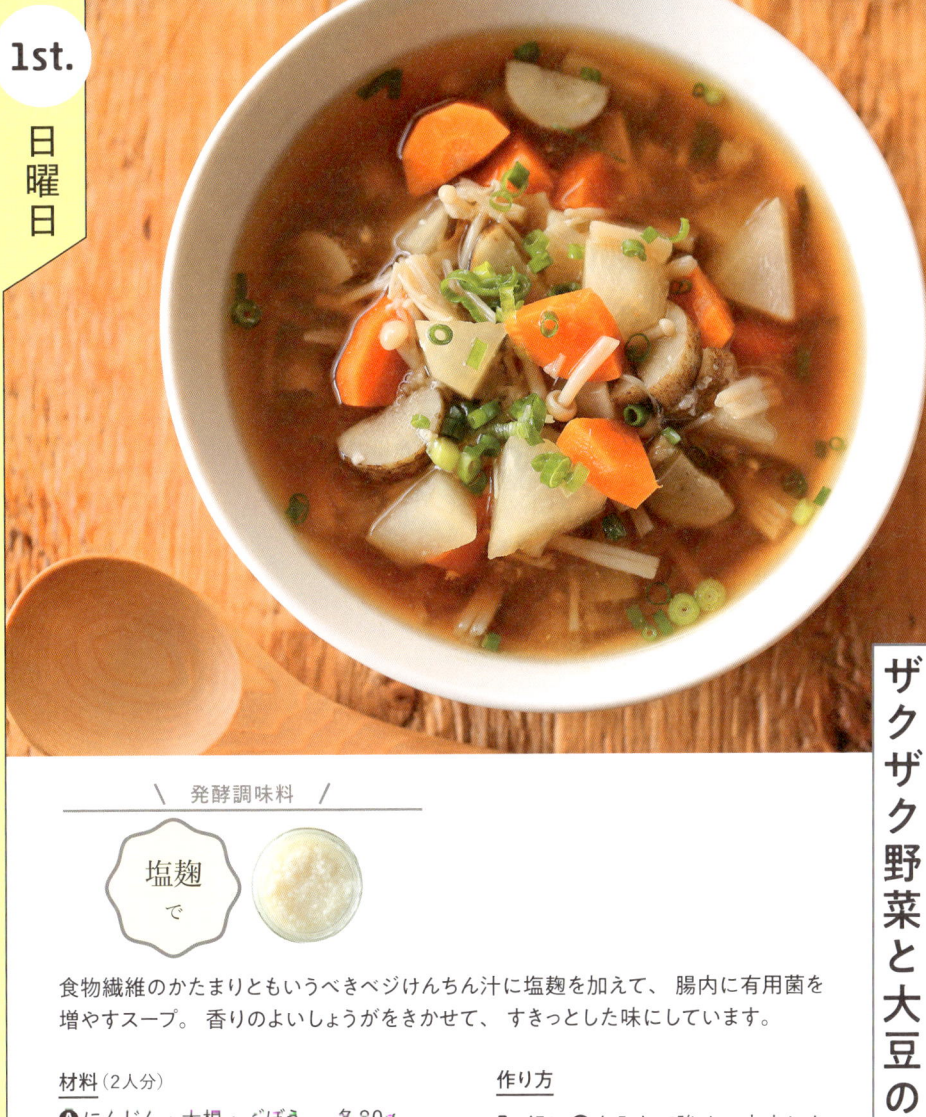

ザクザク野菜と大豆の塩麹スープ

\ 発酵調味料 /

塩麹 で

食物繊維のかたまりともいうべきベジけんちん汁に塩麹を加えて、腸内に有用菌を増やすスープ。香りのよいしょうがをきかせて、すっきりとした味にしています。

材料（2人分）

Ⓐ にんじん・大根・ごぼう —— 各80g
　　➡1cm幅のいちょう切り、細い部分は半月切り

　えのきたけ —— 1/2束（100g）
　　➡根元を切り、2cm長さに切ってほぐす

　塩昆布 —— 4g ➡みじん切り

　水 —— 400㎖

蒸し大豆（水煮でもよい） —— 100g

Ⓑ 塩麹（P89） —— 大さじ1

　おろししょうが —— 小さじ1

小ねぎ —— 3本 ➡小口切り

作り方

1 鍋にⒶを入れて強めの中火にかけ、煮立ったら大豆を加えて弱めの中火にし、ふたをして8分煮る。

2 Ⓑを加えて混ぜ合わせ、小ねぎを入れたら器に盛る。

167kcal ｜ 塩分1.6g ｜ 食物繊維11.7g ｜ たんぱく質11.5g

2週目 元気な体を作る リッチな発酵スープ

緑黄色野菜たっぷり、味、栄養ともにリッチなたんぱく質もバランスよく
とり入れて、異国の味を感じる楽しいメニューで元気&きれいに!

\ 発酵調味料 /

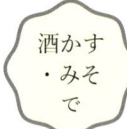
酒かす・みそで

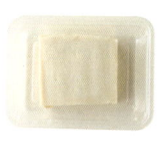 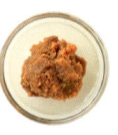

酒かすには、血圧の上昇を抑え、便秘と冷えを改善、肌や髪を美しく
する成分があります。みそには女性ホルモンと同じ働きをする
大豆イソフラボンや活性酸素を除去しアンチエイジングをケアする成分が豊富です。

酒かすトマトの豚汁

材料(2人分)

酒かす —— 40g

豚こま切れ肉 —— 100g ➡大きければ半分に

トマト —— 1個 ➡8等分のくし切り

Ⓐ 厚揚げ —— 1/2枚(80g) ➡熱湯をまわしかけ、縦半分にし、薄切り

しいたけ —— 2枚 ➡石つきを落として薄切り

水 —— 400㎖

Ⓑ しょうがのみじん切り —— 1/2片分

ごま油 —— 小さじ1

かぶ —— 1個 ➡6等分のくし形切り

かぶの葉 —— 1個分 ➡細かく刻む

みそ —— 大さじ1と1/2

作り方

1 酒かすは耐熱皿にちぎり入れ、水50㎖(分量外)を加えてラップをかけ、電子レンジで1分加熱して混ぜる。

2 鍋にⒷを入れて中火にかけ、豚肉をさっと炒める。Ⓐを入れ、煮立ったらアクを取り、かぶを加え、ふたをして5分煮る。

3 **1**とみそを入れて溶かし、トマトとかぶの葉を加えて1〜2分煮る。

257kcal │ 塩分1.6g │ 食物繊維4.3g │ たんぱく質20.3g

体ととのえMemo

トマトには、細胞のがん化や高血圧などの原因となる、活性酸素を除去するリコピンが豊富です。トマトをしばらくおき、追熟させることでリコピンを増やすこともできます。

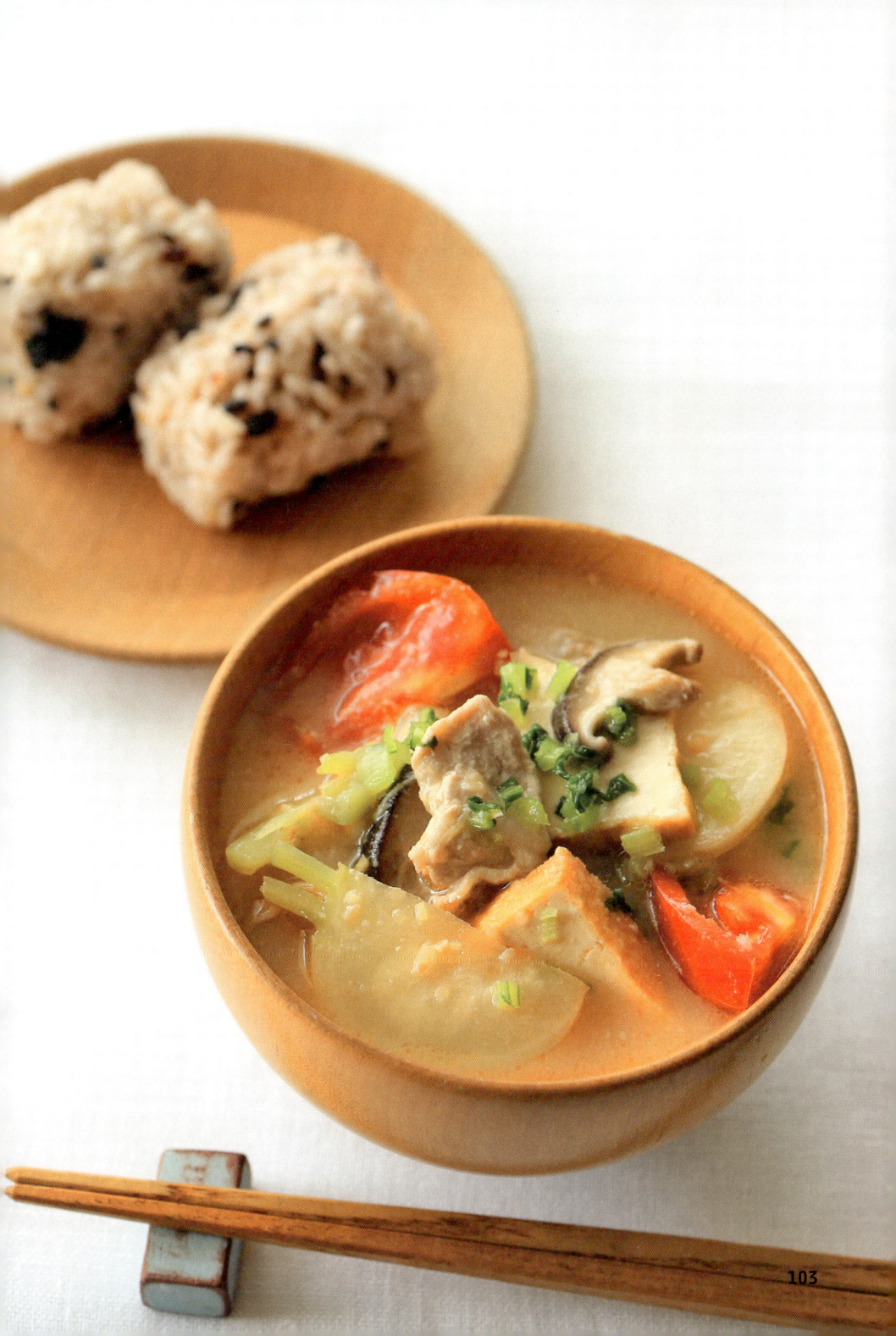

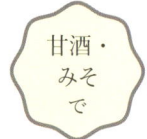 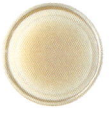 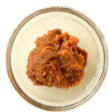

発酵調味料

甘酒・みそで

甘酒麻婆スープ

みその塩けと甘酒の甘みとコク、ここに豆板醤の辛みとしょうがの
スッとした香り、にんにくのパンチをミックスさせた甘酒麻婆は絶品。
豆板醤も合わせて代謝促進&メタボ解消スープです。

材料（2人分）

絹ごし豆腐 ── 小1丁（200g）
　➡1.5cm幅に切る
鶏ひき肉 ── 120g
Ⓐ 甘酒 ── 100㎖
　水 ── 300㎖
　オイスターソース ── 小さじ1
　白菜 ── 1枚 ➡縦半分に切り、横に細切り
　しめじ ── 1袋（100g）➡小房にほぐす
Ⓑ しょうがのみじん切り ── 小さじ1
　にんにくのみじん切り ── 小さじ1
　豆板醤 ── 小さじ1/2〜1
　ごま油 ── 大さじ1/2
片栗粉 ── 大さじ1
みそ ── 大さじ1弱
にら ── 1/3束 ➡3cm長さに切る

作り方

1 鍋にⒷを入れて炒め、香りが立ってきたらひき肉を入れ、肉の色が変わるまで中火で炒める。

2 Ⓐを加えてひと煮立ちさせ、アクを取って豆腐を加え、弱めの中火で、ふたはせず約5分煮る。

3 片栗粉を倍量の水（分量外）で溶き、鍋に回し入れてとろみをつける。

4 みそを入れて溶かし混ぜ、にらを加えてひと煮立ちさせる。

279kcal｜塩分1.7g｜食物繊維4.0g｜たんぱく質19.7g

 体ととのえMemo

甘酒は、飲む点滴といわれるほど栄養価が高く、体内で作り出すことのできない必須アミノ酸やビタミンB群が含まれています。みそは血糖値や血圧上昇の抑制にも作用し、免疫の低下を予防する働きも！

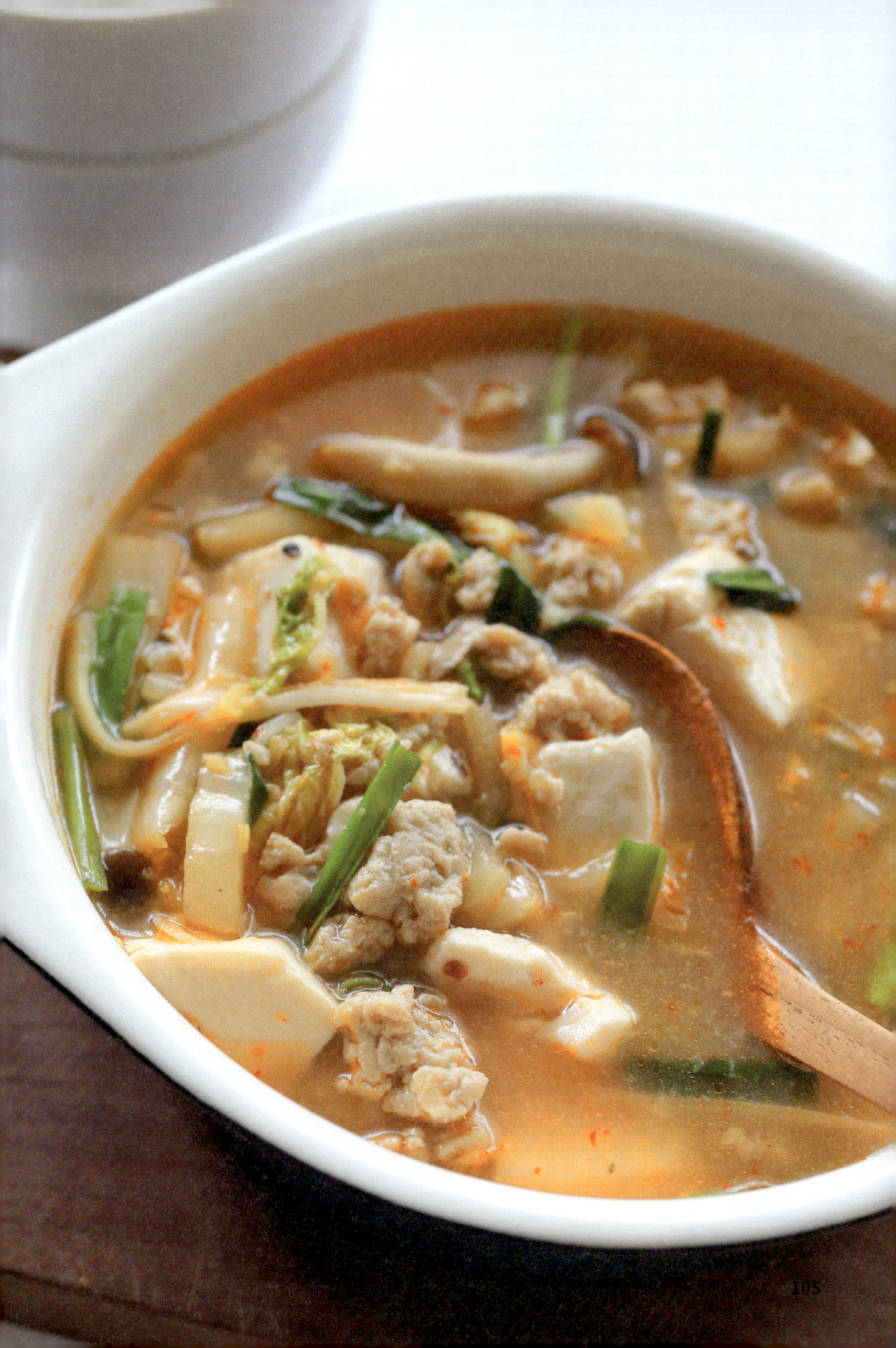

\ 発酵調味料 /

 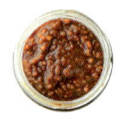 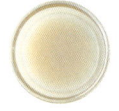

しょうゆ麹
・甘酒
で

ぶりのバスク風トマトスープ

フランスとスペインの国境付近にあるバスク地方で愛されている、トマトベースの
煮込みをスープに。甘酒としょうゆ麹を追加して、甘酸っぱくもとろりとした
独特な味に。ぶりの持つDHAやEPAは中性脂肪を低下させる働きもあります。
体内で生成することはできないので、週に1〜2回は食べたい食材です。

材料（2人分）

ぶり ── 小2切れ

Ⓐ トマト水煮缶（カットタイプ）── 150g

　水 ── 200㎖

　甘酒 ── 100㎖

　しょうゆ麹（P89）── 小さじ5

　塩・こしょう ── 各少々

Ⓑ ベーコン ── 1枚 →細切り

　玉ねぎ ── 1/4個 →薄切り

　にんにくの薄切り ── 1/2片分

赤パプリカ・黄パプリカ ── 各1/2個 →斜め薄切り

　（どちらか1色でもOK）

ブロッコリー ── 80g →小房に分ける

塩・こしょう ── 各少々

油 ── 小さじ1

作り方

1 ぶりはひと口大よりやや大きめの
そぎ切りにし、ペーパータオルに
挟んで余分な水けを取り、塩、こ
しょうをまぶす。

2 深めのフライパンに油をひいて中
火で熱し、ぶりを並べて両面をさっ
と焼きつけ、一度取り出す。ペー
パータオルでフライパンをふき、
Ⓑを入れて中火にかけ、軽く炒め
る。

3 **2**にⒶと**1**のぶりを入れ、パプリ
カを加えてふたをし、弱めの中火
で5分煮る。

4 ブロッコリーを加え、さらに2〜3
分煮る。

304kcal ｜ 塩分1.7g ｜ 食物繊維4.6g ｜ たんぱく質21.7g

体ととのえMemo

しょうゆ麹に含まれるイソフラボンやサポニ
ンには、中性脂肪を減らし、血中コレステ
ロールを下げる作用があります。甘酒には、
脳の栄養となるブドウ糖も含まれています。

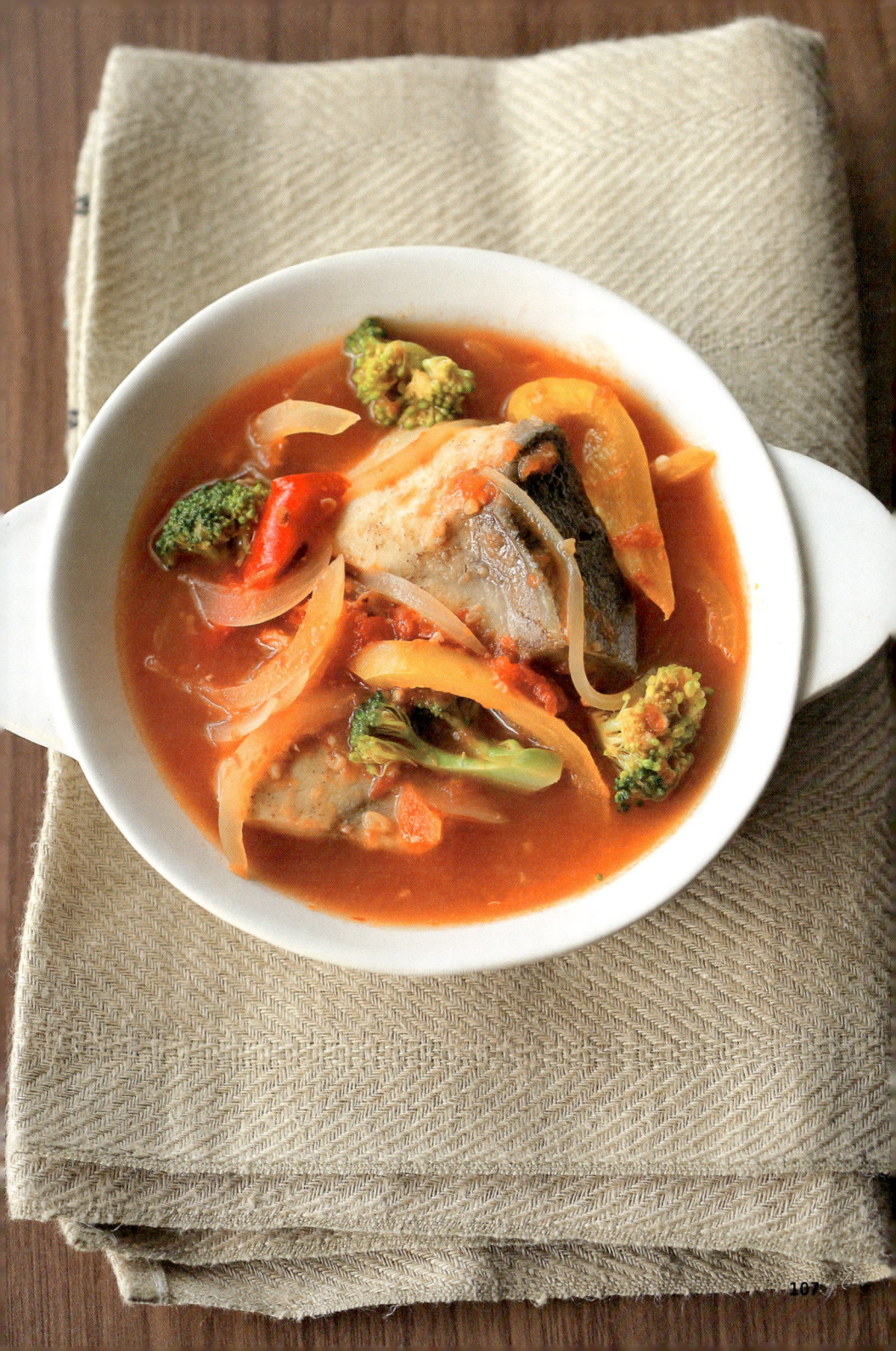

\ 発酵調味料 /

酢しょうが・しょうゆ麹で

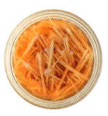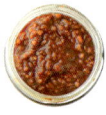

サンラータンは、酢をきかせた中華のスープ。酢に含まれる酢酸には、脂肪の燃焼を促す働きがあります。スープでこまめに取りましょう。

酢しょうがとしょうゆ麹のサンラータン

材料（2人分）

Ⓐ 酢しょうが（P88）のしょうが ── 15g
→みじん切り

　ごま油 ── 大さじ1/2

酢しょうがの酢 ── 小さじ4

Ⓑ みりん ── 小さじ1

　しょうゆ麹（P89）・オイスターソース ── 各小さじ2

　えのきたけ ── 1/4束（50g）
→根元を切って、長さを半分に切ってほぐす

　にんじん ── 1/4本（40g）→せん切り

絹ごし豆腐 ── 小1丁（200g）

Ⓒ 小松菜 ── 2株（50g）→3cm長さのざく切り

　生もずく（味がついていないもの）── 60g
→洗って水気をきり、食べやすい長さに切る

卵 ── 2個 →溶きほぐす

作り方

1 鍋にⒶを入れ、中火で軽く炒める。

2 Ⓑと水400mlを加えてひと煮立ちしたら、中火のまま、ふたはせず2分煮る。

3 豆腐をスプーンですくって加え、Ⓒを加える。小松菜がしんなりしたら、溶き卵を菜箸を伝わらせながら回し入れる。半熟状になったら火を止め、酢しょうがの酢を回し入れる。

209kcal｜塩分1.7g｜食物繊維4.2g｜たんぱく質14.1g

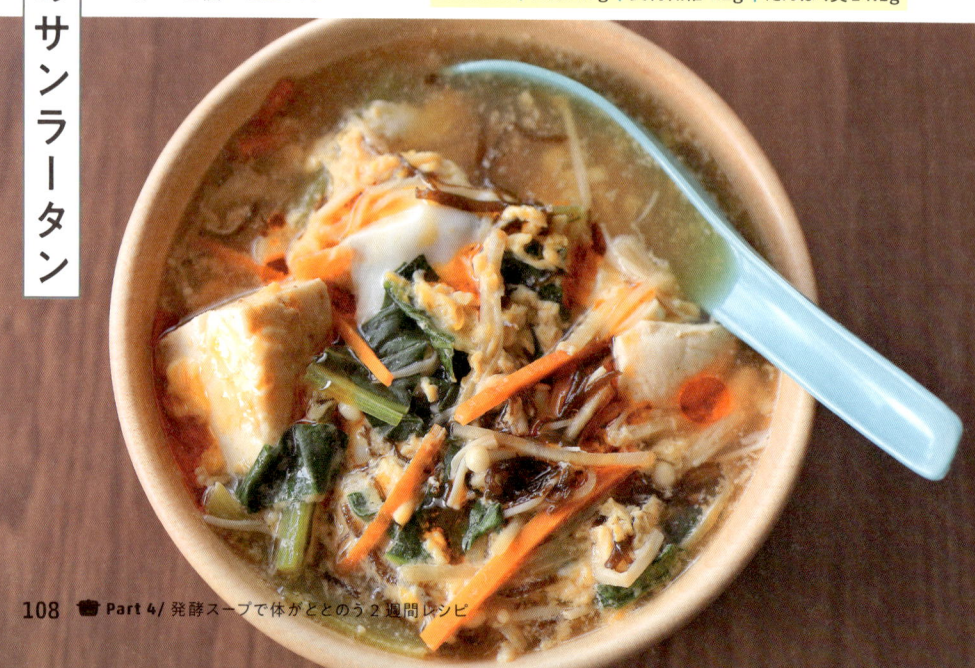

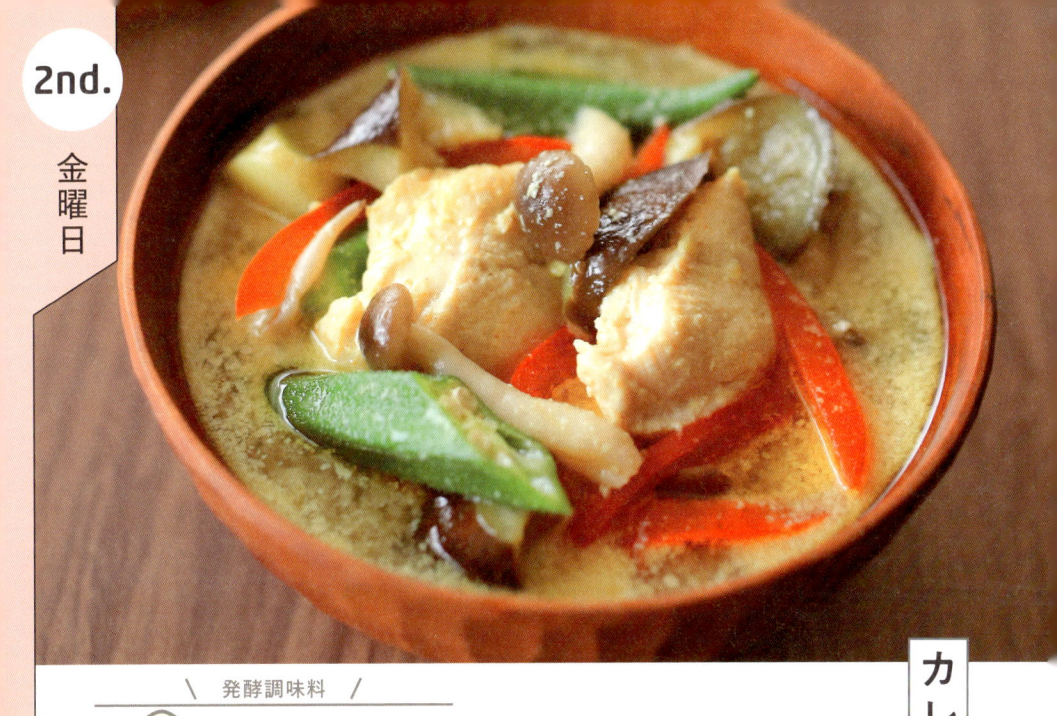

\ 発酵調味料 /

 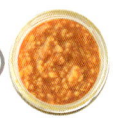 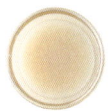

カレー麹・
甘酒
で

カレー麹と甘酒のグリーンカレー

カレー麹をベースに甘酒をブレンドしたグリーンカレースープを作りました。
ココナッツミルクにはビタミンEが含まれ、ストレスによる酸化から体を守ります。

材料（2人分）

A ココナッツミルク ── 150㎖
  甘酒 ── 50㎖
  水 ── 200㎖
  ナンプラー ── 小さじ1
  ゆずこしょう ── 大さじ1/2
  カレー麹（P89） ── 小さじ2〜3
鶏むね肉（皮なし） ── 180g
B カレー麹 ── 小さじ1
  片栗粉 ── 大さじ1
C なす ── 1本 ➡ひと口大の乱切り
  しめじ ── 1袋（100g） ➡小房にしてほぐす
  赤パプリカ ── 小1/2個 ➡縦に細切り
オクラ ── 4本 ➡ガクを切り落として
  斜め半分に切る
油 ── 小さじ1

作り方

1 鶏肉は繊維に対して垂直に包丁を入れて斜め薄切りにする。ポリ袋に入れ、**B**を加えて袋の上からよくもみ込む。

2 鍋に油をひき、中火で熱し、**C**を入れて炒める。全体に油が回ったら、**A**を入れて煮る。

3 煮立ったら、鶏肉を加えてふたをし、時々混ぜながら弱めの中火で7〜8分煮る。オクラを加えてひと煮立ちしたら火を止める。

307kcal ｜ 塩分1.9g ｜ 食物繊維4.0g ｜ たんぱく質25.6g

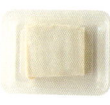
酒かす・
塩麹
で

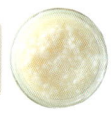

\ 発酵調味料 /

土曜日

腸内細菌を増やし、整腸作用のあるオリゴ糖を含む酒かすをベースに、
塩麹を加え、味に深みを出しました。塩麹とトマトジュースの相性も抜群です。

酒かすと塩麹のビーフストロガノフ風スープ

材料（2人分）

牛切り落とし肉 ── 160g ➡食べやすい大きさに切る

トマトケチャップ ── 小さじ4

薄力粉 ── 小さじ2

酒かす ── 40g

ぬるま湯 ── 200㎖

Ⓐ バター ── 10g

玉ねぎ ── 1/4個 ➡薄切り

赤ワイン ── 大さじ2

Ⓑ マッシュルーム ── 4個 ➡薄切り

まいたけ ── 1パック（100g）➡粗くほぐす

トマトジュース（無塩）── 200㎖

Ⓒ 塩麹（P89）── 小さじ1

こしょう ── 少々

ほうれん草 ── 1/2束（100g）➡さっとゆでて
3㎝長さに切り、水けをしぼる

作り方

1 牛肉は、ケチャップをもみ込んでから薄力粉を加えてまぶす。

2 耐熱ボウルに酒かすをちぎって入れ、ぬるま湯を入れて柔らかくなったら溶きのばす。

3 フライパンに**Ⓐ**を入れてしんなりするまで中火で炒める。玉ねぎははしに寄せ、牛肉を加えて炒める。肉の色が変わったら赤ワインを加えてひと煮立ちさせる。

4 **Ⓑ**を加えて手早く混ぜ、トマトジュースと**2**を加えて混ぜ、煮立ったら中火で7〜8分煮る。**Ⓒ**を加えて味を調え、ほうれん草を加えてひと煮立ちさせる。

308kcal ｜ 塩分1.4g ｜ 食物繊維5.9g ｜ たんぱく質22.7g

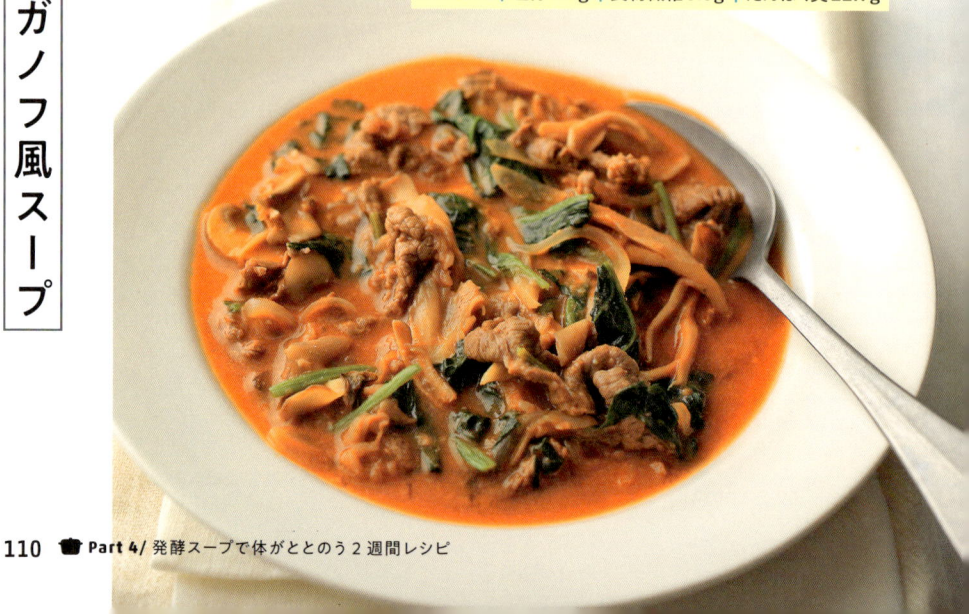

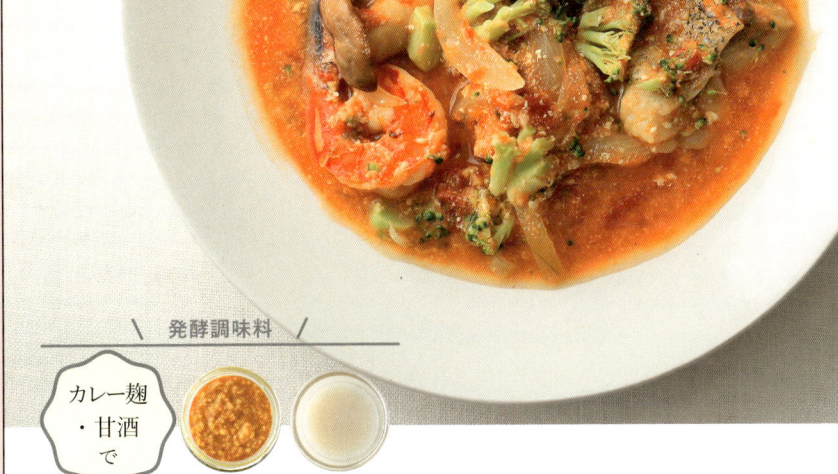

＼ 発酵調味料 ／

カレー麹・甘酒で

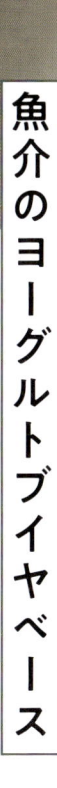

魚介の旨みを主役に、 3種の発酵食品、 カレー麹、 甘酒、 ヨーグルトを加えた強力発酵スープ！ 腸内細菌を増やし、 定着させるパワーがあります。

材料（2人分）

たら ── 大1切れ

えび（殻付き）── 6尾

Ⓐ 玉ねぎ ── 1/4個 →薄切り

にんにくのみじん切り ── 1片分

Ⓑ トマト水煮缶（カットタイプ）── 200g

カレー麹（P89）── 小さじ4

Ⓒ 甘酒 ── 50㎖

プレーンヨーグルト ── 50㎖

水 ── 250㎖

エリンギ ── 1本
→長さを半分に切ってから縦に4等分

ブロッコリー ── 80g →小房に分ける

塩・こしょう ── 各少々

油 ── 大さじ1/2

作り方

1 たらはひと口大に切って塩、こしょうをふる。えびは尾を残して殻をむき、背に切り込みを入れて背ワタを取る。

2 鍋に油をひいて中火で熱し、**Ⓐ**を入れて炒め、しんなりしたら**Ⓑ**を加えてさっと炒める。

3 **Ⓒ**を入れてエリンギも加え、煮立ったら、えびとたらを加えて弱めの中火で5分煮る。

4 ブロッコリーを加えて、さらに2〜3分煮る。

205kcal ｜ 塩分1.7g ｜ 食物繊維5.1g ｜ たんぱく質23.7g

111

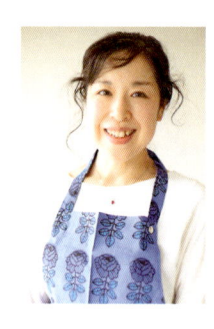

金丸絵里加（かなまる えりか）

管理栄養士・料理研究家。「おいしい！」と顔がほころぶような、毎日食べて心も体もほっとするような、健康的なおうちごはんを提案。栄養指導、ダイエットアドバイスなども得意。書籍、雑誌、テレビ、企業のレシピ開発、大学での指導など、幅広く活躍中。著書に『おいしい！カラダにいい！糖質OFF こんにゃく料理レシピ』（朝日出版社）、『女子のやせ定食』（光文社）、『365日のサラダ』（永岡書店）他。

♨ Staff

撮影　矢野宗利

装丁・デザイン
　釜内由紀江　五十嵐奈央子（GRiD）

スタイリング　坂上嘉代

編集制作　斯波朝子（オフィスCuddle）

編集制作補助　久保 愛

校正　株式会社聚珍社

企画・編集　鹿野育子

うまみ食材でだしいらず。ほぼ10分でできる！

体がととのうスープ

2024年12月10日　第1刷発行

著　者　金丸絵里加
発行人　川畑　勝
編集人　滝口勝弘
発行所　株式会社Gakken
　　　　〒141-8416　東京都品川区西五反田2-11-8
印刷所　大日本印刷株式会社
ＤＴＰ　株式会社グレン

●この本に関する各種お問い合わせ先
本の内容については、下記サイトのお問い合わせフォームよりお願いします。
　https://www.corp-gakken.co.jp/contact/
在庫については　Tel 03-6431-1250（販売部）
不良品（落丁、乱丁）については　Tel 0570-000577
　学研業務センター　〒354-0045　埼玉県入間郡三芳町上富 279-1
上記以外のお問い合わせは　Tel 0570-056-710（学研グループ総合案内）

©Erika Kanamaru 2024 Printed in Japan

学研グループの書籍・雑誌についての新刊情報・詳細情報は下記をご覧ください。
学研出版サイト　https://hon.gakken.jp/